C.H.BECK WISSEN

in der Beck'schen Reihe

2024

BsR

Obwohl wir in einer Zeit relativ liberaler sexueller Einstellungen leben, ist das Wissen über Sexualität oft nicht sehr umfangreich. Dieses Buch informiert über die wichtigsten Aspekte. Im ersten Teil werden die körperlichen Grundlagen der Sexualität dargestellt sowie die Entstehung der Geschlechtsidentität und die Entwicklung der sexuellen Orientierung. Der zweite Teil behandelt die verschiedenen Formen sexueller Funktionsstörungen und ihre körperlichen und vor allem psychischen Ursachen. Der dritte Teil beschreibt die abweichende Sexualität und ihre fließenden Übergänge zur üblichen Sexualität. Ein abschließendes Kapitel ist der Homosexualität gewidmet. Das Buch vermittelt den heutigen Stand des Wissens über die menschliche Sexualität. Es soll gleichzeitig helfen, Vorurteile gegenüber Menschen mit besonderen Formen eines sexuellen Lebensstils abzubauen, und es soll eine Orientierungshilfe sein für Leute mit sexuellen Problemen.

Prof. Dr. med. *Götz Kockott* ist Facharzt für Psychiatrie und leitender Oberarzt an der psychiatrischen Klinik der Technischen Universität München, Klinikum rechts der Isar. Hauptarbeitsgebiete: Sexualforschung, sexuelle Störungen und ihre Behandlung. Er ist Autor der Handbücher: „Sexuelle Störungen" (1977); „Sexuelle Funktionsstörungen des Mannes" (1981); „Männliche Sexualität. Weibliche Sexualität. Sexuelle Variationen" (1988).

Götz Kockott

DIE SEXUALITÄT DES MENSCHEN

Verlag C. H. Beck

Die Deutsche Bibliothek – CIP-Einheitsaufnahme

Kockott, Götz:
Die Sexualität des Menschen / Götz Kockott. – Orig.-Ausg. –
München : Beck, 1995
(Beck'sche Reihe ; 2024 : C. H. Beck · Wissen)
ISBN 3 406 39824 3
NE: GT

Originalausgabe
ISBN 3 406 39824 3

Umschlagentwurf von Uwe Göbel, München

Gesamtherstellung: Presse-Druck- und Verlags-GmbH, Augsburg
Gedruckt auf alterungsbeständigem (säurefreiem),
aus chlorfrei gebleichtem Zellstoff hergestelltem Papier
Printed in Germany

Inhalt

Danksagung

Frau Dr. E.-M. Fahrner und Herrn PD Dr. W. Mombour danke ich herzlich für die kritische Durchsicht des Manuskriptes und Frau A. Greiner für ihre Mitarbeit bei der Niederschrift.

Einleitung

Die Sexualität ist ein wesentlicher Bestandteil menschlichen Erlebens. Zur Zeit wird dieser Bereich in der Öffentlichkeit viel diskutiert, allerdings eher in marktschreierischer Form; wir hören viel von Extravaganzen, von den grellen Farben der Sexualität. Man spricht also mehr über Sex. Das Wissen um die Sexualität ist dennoch dadurch nicht viel umfangreicher geworden. Hier hat das Buch seinen Platz: Es soll dem Interessierten Informationen über einige Grundlagen vermitteln.

Alfred C. Kinsey (1948) sagt: Im Sexualverhalten des Menschen sind „biologische, psychologische und soziologische Faktoren beteiligt, aber sie alle wirken gleichzeitig, und das Endergebnis ist ein einziges zur Einheit verschmolzenes Phänomen, das seiner Natur nach nicht nur biologisch, psychologisch oder soziologisch ist". Im folgenden wird Sexualität – in ungestörter und gestörter Form – unter diesen drei Aspekten beleuchtet. Im vorgegebenen Rahmen kann das Buch freilich nicht mehr als die Basis für eine fundierte Orientierung bieten. Eine gestraffte Darstellung geht zu Lasten der Tiefe. Wer sich detaillierter informieren möchte, findet im Anhang Angaben zu weiterführender Literatur.

Als es um die Auswahl der Themen für die Aufnahme in diesen Band ging, mußte die Entscheidung für jene Bereiche fallen, die für die Vermittlung von Grundinformationen unentbehrlich erschienen. Eine ganze Reihe von Themen konnte deshalb nicht behandelt werden, z. B. AIDS, Prostitution, die Sexualität Behinderter, sexueller Mißbrauch, sexuelle Delinquenz und ihre Opfer, die Transsexualität, Fragen der Sexualpädagogik und der Reproduktionsmedizin (z. B. künstliche Befruchtung). Da diese Teilbereiche zu wichtig sind, um sie nur kurz abzuhandeln, müssen sie einer eingehenderen Darstellung vorbehalten bleiben. Auch die geisteswissenschaftliche oder moraltheologische Auseinandersetzung mit dem Hauptthema bedarf einer gesonderten Betrachtung.

Aus der Geschichte der Sexualforschung

Die Sexualwissenschaft ist jung. Ihr Beginn wird gern auf das Jahr 1886 datiert. Damals erschien das Buch *Psychopathia Sexualis* von Krafft-Ebing, eine erste sexualmedizinische Gesamtdarstellung. Vorher hatten bereits „unwissenschaftlich" Marquis de Sade (1740–1814) und der österreichische Schriftsteller Sacher-Masoch (1836–1895) in ihren Romanen und Erzählungen verschiedene sexuelle Verhaltensweisen zum Teil sehr detailliert beschrieben, die heute ihre Namen tragen. Marquis de Sade schilderte u. a. Handlungen, bei denen das physische oder psychische Leiden eines Opfers sexuell erregend ist (Sadismus), Sacher-Masoch Szenen, in denen Erniedrigt- und Gequältwerden oder sonstiges Leiden zu sexueller Befriedigung führt (Masochismus). Kurz vor Krafft-Ebing wurden die ersten wissenschaftlichen Abhandlungen über bestimmte Varianten sexuellen Verhaltens veröffentlicht. Der französische Arzt Lasègue (1877) berichtete über den Exhibitionismus, sein Kollege Binet (1887) über den Fetischismus und der deutsche Arzt Westphal (1870) über den Transvestitismus. Krafft-Ebing, ein Gerichtspsychiater, stellte anhand von etwa 200 zum Teil sehr ungewöhnlichen Fällen weitere Formen sexuell abweichenden Verhaltens vor und führte viele deskriptive Begriffe ein, die heute noch benutzt werden, u. a. auch die bereits erwähnten Bezeichnungen. In kurzer Folge erschienen um die Jahrhundertwende weitere Abhandlungen, vorwiegend über sexuell von der Norm abweichendes Verhalten. Vor diesen Veröffentlichungen wurde Sexualität als animalisch und sündhaft angesehen und sexuelle Devianz als moralisch verwerflich und verbrecherisch. Jetzt begann man, sexuelle Abweichungen als krankhafte Störungen zu begreifen, für deren Entstehung den Träger keine Schuld trifft: ein Fortschritt, der den Abbau von Vorurteilen gegenüber der Sexualität erleichtern konnte. Es existierten aber gleichzeitig Vorstellungen weiter, wonach gehäufte sexuelle Betätigung, vor allem auch die Masturbation, zu schweren körperlichen Störungen führe.

Eine neue Sicht der Sexualität entwickelte sich unter dem

Einfluß der psychoanalytischen Theorien am Ende des vorigen und zu Beginn des jetzigen Jahrhunderts. Es erschienen die wichtigen Bücher Sigmund Freuds *Studien zur Hysterie* (1895) und *Drei Abhandlungen zur Sexualtheorie* (1905). Freud formulierte eine Theorie der psychosexuellen Entwicklung, in der die Bedeutung der Sexualität für die gesamte Persönlichkeitsentwicklung betont wird. Er betrachtete die Sexualität als einen zentralen Bereich zum Verständnis der Psychologie des Menschen und versuchte, alle sexuellen Erscheinungsformen verstehbar zu machen. Die psychoanalytische Theorie wertete die Sexualität nicht nur zu einer wesentlichen Triebkraft menschlichen Verhaltens auf, die sexuellen Abweichungen wurden auch nicht mehr nur als krankhafte fremde Handlungen verstanden, sondern sollten psychologisch erklärbar werden. Bis in die dreißiger Jahre hinein beschäftigte sich die Sexualwissenschaft jedoch weiterhin vorwiegend mit der Erforschung sexueller Deviationen. Lediglich eine kleinere Gruppe von Forschern befaßte sich bereits zu Beginn dieses Jahrhunderts mit psychohygienischen Fragestellungen. In der von Hirschfeld 1928 mitgegründeten „Weltliga für Sexualreform" wurden sexualpolitische Forderungen aufgestellt, die auch heute noch aktuell sind, z. B. politische, wirtschaftliche und sexuelle Emanzipation der Frau, planmäßige Sexualerziehung und Aufklärung. Noch progressivere Thesen vertrat Reich in seinem Buch *Die sexuelle Revolution* (1936; Wiederauflage 1966): Eine grundlegende Wandlung in der Einstellung zur Sexualität sei nicht ohne gesellschaftspolitische Veränderung möglich. Ab 1933 war in Deutschland durch den Einfluß der Nationalsozialisten praktisch jegliche wissenschaftliche Beschäftigung mit dem Bereich der Sexualität zunächst beendet.

In den USA erweiterte sich langsam der Forschungsbereich. Das sexuelle Verhalten ganz generell wurde zum Gegenstand wissenschaftlicher Untersuchungen. Sichtbarer Ausdruck hierfür waren die Kinsey-Reporte, die 1948 und 1953 in den USA erschienen. Sie fußten auf Befragungen von etwa 12000 Frauen und Männern in den Jahren 1938 bis 1953. In Deutschland wurden die ersten empirischen Untersuchungen zum Sexualverhalten, die an großen Personengruppen vorgenommen wurden, zwischen 1968 und 1973 veröffentlicht. Bereits 1966 publizierten William H. Masters und Virginia E. Johnson in ihrem Buch *Human sexual response* (deutsche Ausgabe 1970) die Ergebnisse ihrer umfangreichen Untersuchungen zur Physiologie der menschlichen Sexualität.

Ende der fünfziger, Anfang der sechziger Jahre vollzog sich eine Einstellungsänderung gegenüber der Sexualität, die von Sigusch und Schmidt als „sexueller Liberalisierungsprozeß" bezeichnet wurde: Die Gesellschaft wurde toleranter gegenüber sexueller Varianz, die Sexualerziehung der Kinder war offener, junge Frauen und Männer begannen deutlich früher mit sexuellen Aktivitäten. Diese freiere Einstellung hatte ihre positiven und negativen Aspekte. Die positive Seite war unzweifelhaft der Abbau von Ängsten und Schuldgefühlen im Zusammenhang mit der Sexualität. Dadurch fiel es auch Patienten mit Sexualstörungen leichter, ihre Probleme auszusprechen und einen Arzt aufzusuchen. Andererseits führte die Liberalisierung zu neuen Normen; der Leistungsaspekt nahm deutlich zu: Man meinte, ein gesellschaftlich gefordertes Maß an sexueller Aktivität erbringen zu müssen als psychohygienische Leistung für sich und die Partnerschaft. Das hat neue sexuelle Probleme geschaffen: Probleme sexueller Überforderung. Außerdem wird Sexualität inzwischen in vielfältiger Form öffentlich dargestellt und breit vermarktet, daß mancher die Befürchtung hegt, dem Sexuellen könnte der Reiz des Besonderen, die Intimität genommen werden.

I. Sexualität

1. Körperliche Grundlagen der Sexualität

Körperliche Geschlechtsentwicklung

Biologisch steht die Sexualität in engem Zusammenhang mit der geschlechtlichen Fortpflanzung. Sie ist nötig, damit es für die Arterhaltung zur Vereinigung der Geschlechter kommt. Evolutionstheoretisch gesehen hat die geschlechtliche gegenüber der ungeschlechtlichen Fortpflanzung Vorteile: Bei der Befruchtung tritt der halbe Chromosomensatz des einen Partners mit einem halben Chromosomensatz des anderen zusammen; dadurch ergeben sich neue Kombinationen. Für den Anpassungsprozeß an die Umwelt scheint es von Vorteil zu sein, wenn sich die Art in vielen Varianten präsentiert; das erhöht nach der Evolutionstheorie die Überlebenschancen dieser Art. Ein Nachteil ist, daß die geschlechtliche Fortpflanzung komplizierter ist als die ungeschlechtliche und damit störanfälliger. Das gilt auch für die Geschlechtsentwicklung des Menschen.

Nach dem heutigen Stand des Wissens verläuft die körperliche Geschlechtsentwicklung, d.h. die Entwicklung der Keimdrüsen, der inneren und äußeren Geschlechtsorgane, wohl auch die geschlechtstypische Differenzierung des Gehirns wie auch die spätere Entwicklung der (psychischen) Geschlechtsidentität nach drei Hauptprinzipien, die zunächst besprochen werden. Anschließend wird die Entwicklung der einzelnen Organe im einzelnen beschrieben.

1. Die sexuellen Anlagen des Menschen, also die Anlagen für die Keimdrüsen, Geschlechtsorgane usw., haben ein ambisexuelles Potential. Das bedeutet: sie können sich männlich *oder* weiblich entwickeln, je nachdem, welchen hormonellen Einwirkungen sie unterliegen. Dazu ist jedoch auch noch ein bestimmtes Chromosom erforderlich, das sog. Y-Chromosom (s. S. 12).

2. Unbeeinflußt, also ohne Einfluß steuernder Hormone,

entwickelt sich der Mensch zur Frau. Es bedarf zusätzlicher hormoneller Einwirkungen, damit aus ihm ein Mann wird.

3. Es herrscht das Prinzip der kritischen Perioden. Einflüsse, welche die Geschlechtsdifferenzierung bestimmen, müssen in bestimmten Zeiträumen der Entwicklung wirksam sein. Sie haben früher oder später möglicherweise keinerlei Einfluß mehr. Diese kritischen Perioden liegen von Tierart zu Tierart in einer unterschiedlichen Zeit, grundsätzlich jedoch in der Fötalzeit (im Mutterleib) oder bald nach der Geburt. Das weiß man von vielen Tieruntersuchungen. Man scheint berechtigt zu sein, dieses Prinzip auch für die Entwicklung des Menschen annehmen zu können.

Das körperliche Geschlecht manifestiert sich auf mehreren Ebenen:

Die Chromosomen. Die Manifestation des Geschlechts erfolgt durch die Geschlechtschromosomen. Jede Zelle des menschlichen Körpers hat 23 Paare Chromosomen (insgesamt also 46), davon sind 22 Paare je zwei gleichförmige Chromosomen, sog. Autosomen. Bei der gesunden Frau sind das 23. Paar, die sog. Geschlechtschromosomen, zwei X-Chromosomen, beim Mann ein X- und ein Y-Chromosom; letzteres legt das männliche Geschlecht fest. Lediglich die Eizellen der Frau und die Spermien des Mannes haben einen halben Chromosomensatz; bei der Frau enthalten sie X-Chromosomensätze, beim Mann entweder einen X- oder einen Y-Chromosomensatz. Für die weitere männliche oder weibliche Entwicklung ist entscheidend, ob zuerst ein Spermium mit einem X- oder Y-Chromosom die Eizelle erreicht und befruchtet.

Die Keimdrüsen. Am Anfang der Entwicklung steht eine ambisexuelle primitive Keimdrüse mit Mark und Rinde. Unter dem Einfluß des Y-Chromosoms wird aus dem Mark dieser primitiven Keimdrüse etwa ab der 6. Fötalwoche der Hoden, die Keimdrüsenrinde entwickelt sich zurück. Fehlt der „männliche“ Faktor, so gestaltet sich etwa ab der 12. Fötalwoche das Ovar aus der Rinde der ambisexuellen primitiven Keimdrüse. In den so entstandenen Keimdrüsen werden die geschlechtsspezifischen Hormone produziert, die

die weitere männliche bzw. weibliche Entwicklung veranlassen.

Die Sexualhormone (s. S. 16).

Die inneren Geschlechtsorgane. Sie sind wie die Keimdrüsen mit einem ambisexuellen Potential angelegt. Aus den sogenannten Wolffschen Gängen bilden sich die männlichen inneren Geschlechtsorgane, die Samenleiter und Samenbläschen, aus den Müllerschen Gängen u.a. Gebärmutter und Eileiter. Unter dem Einfluß männlicher Keimdrüsenhormone, vor allem des Testosteron, wird die männliche Entwicklung der Wolffschen Gänge vorangetrieben. Der fötale Hoden scheidet ein zweites Hormon ab, das die Müllerschen Gänge verkümmern läßt. Fehlen diese Hormoneinflüsse, so entwickeln sich die Müllerschen Gänge weiter, während die Anlagen der Wolffschen Gänge untergehen.

Die äußeren Geschlechtsorgane. Undifferenziert bestehen sie aus einem Genitalhöcker, einer Genitalfurche, der beidseitigen Urethrolabialfalte und labioskrotalen Schwellung. Unter dem Einfluß männlicher Keimdrüsenhormone entwickeln sich hieraus etwa ab der 10. bis 12. Schwangerschaftswoche Penis und Hodensack; die bereits vorhandenen Hoden wandern später aus dem Unterbauch, wo sie nahe der Nieren lagen, in den Hodensack herab. Fehlt die Einwirkung der männlichen Hormone, so entsteht aus der undifferenzierten Anlage das weibliche äußere Genitale (Klitoris, innere und äußere Schamlippen).

Die geschlechtstypische Differenzierung des Gehirns. Unser Wissen hierüber basiert auf vielen Untersuchungen an Säugetieren und darf als recht gesichert gelten. Es ist allerdings noch nicht klar, ob bzw. wieweit die Ergebnisse auf die Verhältnisse beim Menschen übertragbar sind. Einige erste Ergebnisse zeigen Parallelen auf.

Das Gehirn der Säugetiere, wohl auch des Menschen, ist zunächst sexuell undifferenziert angelegt. Der Prozeß seiner Geschlechtsdifferenzierung weist große Parallelen zur Entwicklung der inneren Geschlechtsorgane auf. In einer kritischen Periode wird das Gehirn durch den Einfluß von Keimdrüsenhormonen „männlich“ bzw. „weiblich“ geprägt. Dieser kritische Zeitbereich liegt von Art zu Art unterschiedlich spät in der Fötalzeit, zum Teil sogar kurz nach der Geburt. Wie bei der Entwicklung der inneren Geschlechtsorgane geschieht die Maskulinisierung dadurch, daß nicht nur „männliche" Anlagen gefördert, sondern auch „weibliche" Anlagen unterdrückt werden und umgekehrt. Dieser sexuelle Dimorphismus des Gehirns ist von einigen Forschern sichtbar gemacht worden: Neuroanatomen fanden bei Säugetieren im Gehirn ein Kerngebiet (Sexual dimorphic nucleus preoptic aerea, SDN-POA), das sich unter dem Einfluß männlicher Keimdrüsenhormone (Testosteron) bei den männlichen Tieren zu einer größeren Formation entwickelte als bei den weiblichen Tieren. Vor kurzem berichteten zwei Forschergruppen über vergleichbare Befunde bei Menschen. Sie fanden im vorderen Hypothalamus (phylogenetisch alter Gehirnanteil) einen Kern (interstitieller Nukleus 3 des anterioren Hypothalamus, INAH 3), der bei Männern größer war als bei Frauen; das ist eine Gegend im Gehirn, die schon immer als wichtiger Bereich für das Erleben von Emotionen angesehen wurde.

Neben den beschriebenen neuroanatomischen Befunden haben viele Tierexperimente zur Frage der Maskulinisierung bzw. Feminisierung des Gehirns gleichzeitig den großen Einfluß sozialer Faktoren auf das Verhalten der untersuchten Tiere deutlich gemacht; diese sozialen Faktoren dürften beim Menschen von beträchtlicher Bedeutung sein.

Die Tierforscher haben allerdings mit einem erheblichen Problem zu kämpfen: Tiere kann man nicht befragen; man kann sie nur beobachten und aus ihrem Verhalten Rückschlüsse ziehen. Es ist sehr umstritten, ob man z. B. das „Bespringen" eines Tieres immer als typisch männliches und die Lordosehaltung weiblicher Tiere (durchgebogener Rücken, um dem männlichen Tier ein tiefes Eindringen mit dem Penis in die Scheide zu ermöglichen) immer als typisch weibliches Sexualverhalten bezeichnen darf; es kann, abhängig von der Situation, auch ganz andere Bedeutung (wie Dominanz bzw. Unterwerfung) haben.

Körperliche Intersexualität

Die körperliche Geschlechtsentwicklung ist kompliziert und damit störanfällig. Probleme können durch widersprüchliche Geschlechtsentwicklungen auf jeder der beschriebenen Ebenen auftreten. Wenn auch Menschen mit körperlicher Intersexualität trotz der komplizierten Entwicklung erstaunlich selten sind (2 bis 3 Promille der Bevölkerung), so kann es für den einzelnen eine sehr belastende Störung sein. Für den Forscher ist die Intersexualität von großem Interesse, weil sie die Bedeutung biologischer und sozialer Einflüsse auf die spätere Geschlechtsidentität aufzeigen kann. Die meisten Varianten sind chromosomal oder hormonell bedingt.

Chromosomenbedingte Varianten. Die bekanntesten Varianten sind das Klinefelter-Syndrom bei Menschen mit einem überzähligen X-Geschlechtschromosom (XXY-Chromosomensatz) und das Turner-Syndrom bei Menschen mit nur einem X-Geschlechts-Chromosom (X0-Chromosomensatz). Personen mit dem von dem amerikanischen Arzt Klinefelter 1942 beschriebenen Syndrom sind hochwüchsige Männer, die ein verspätet entwickeltes kleines männliches Genitale haben und oft eine weibliche Brustdrüsenentwicklung während der verzögert eintretenden Pubertät. Die sexuellen Interessen können gering sein; die Werte der männlichen Keimdrüsenhormone im Blut sind oft erniedrigt. Das kann eine medikamentöse Hormonzufuhr nötig machen. Personen mit einem Turner-Syndrom sind meistens kleinwüchsige Frauen mit oft gering entwickelten inneren und äußeren weiblichen Geschlechtsorganen und einem niedrigen sexuellen Interesse. In vielen Fällen bestehen auch weitere körperliche Mißbildungen.

Hormonell bedingte Intersexualität. Die bekanntesten Formen sind der Scheinzwitter (Pseudo-Hermaphroditismus), das „adrenogenitale Syndrom“ (AGS) und die „testikuläre Feminisierung“.

Scheinzwitter sind Personen, die entweder nur weibliche (weibliche Scheinzwitter) oder männliche Keimdrüsen (männliche Scheinzwitter) haben und dazu ein sexuell uneindeutiges äußeres, evtl. auch inneres Genitale. Echte Zwitter sind sehr viel seltener. Sie haben sowohl männliche als auch weibliche Keimdrüsen, manchmal in einem Organ (Ovotestis).

Das adrenogenitale Syndrom (AGS) wird verursacht durch eine angeborene Überfunktion der Nebennierenrinde. Jungen mit einem AGS sind relativ klein, haben einen gedrungenen Körperbau und sind sexuell frühentwickelt. Da ihre Hoden keine Ausreifung erreicht haben, sind sie meist unfruchtbar. Auch die Mädchen mit einem AGS sind relativ klein und gedrungen, da es bei allen Menschen mit einem AGS zu einem vorzeitigen Wachstumsstillstand kommt. Sie zeigen zusätzlich alle Abstufungen einer Vermännlichung des äußeren Genitale. Die meisten leben in der anerzogenen weiblichen Geschlechtsrolle, bei einigen setzt sich jedoch in der Pubertät eine männliche Geschlechtsidentität durch. Als Ursache wird der Einfluß der erhöhten männlichen Keimdrüsenhormone in der Embryonalentwicklung oder später diskutiert.

Personen mit einer testikulären Feminisierung sind meistens körperlich attraktive, hochgewachsene, äußerlich völlig weiblich aussehende Menschen mit weiblichem äußeren Genitale, aber ohne Uterus, und mit einem männlichen Chromosomensatz und meist in der Leistenbeuge liegenden sogenannten Leistenhoden. Sie haben keine Menstruation und ganz geringe oder fehlende Schambehaarung. Psychosexuell werden sie als eher passiv beschrieben. Sie empfinden sich als Frauen. Ursache der testikulären Feminisierung ist eine Störung des Androgenhaushaltes während der Embryonalentwicklung: Die vorhandenen männlichen Keimdrüsenhormone können nicht wirksam werden.

Die Sexualhormone

Das Testosteron ist das wichtigste Keimdrüsenhormon für die Sexualität des Mannes. Unter seinem Einfluß bildet sich das männliche Genitale aus. Das Testosteron bewirkt bei Säugetieren und wohl auch beim Menschen eine Maskulinisierung des Gehirns. In der Pubertät des Mannes steigt die Produktion männlicher Keimdrüsenhormone, auch Androgene genannt, stark an. Sie verursachen die Geschlechtsreife mit dem Auftreten der ersten Ejakulation und den Stimmbruch als Folge des Kehlkopfwachstums. Die nach dem Abschluß der Pubertät erreichte Höhe der Hormonwerte bleibt bis zum 60. Lebensjahr relativ konstant. Erst danach sinkt der Testosteron-Spiegel des Mannes im Blut ab. Die Folge ist ein Rückgang der sexuellen Aktivitäten und eine Verzögerung der sexuellen Reaktionen. Ein Androgenmangel führt nur dann zu einem Absinken des sexuellen Interesses, wenn der Testosteron-Spiegel im Blut unterhalb eines individuell unterschiedlichen Schwellenwertes liegt. Umgekehrt führt Androgenzufuhr nur dann zu einer Steigerung der sexuellen Lust, wenn vorher ein eindeutiger Androgenmangel bestand. Sexuelle Stimulierung erhöht die Testosteron-Werte im Blut, umgekehrt werden sie durch aktuen Streß und depressive Verstimmungen gesenkt.

Auch der weibliche Körper produziert Androgene, wenn auch in deutlich geringerer Menge. Möglicherweise sind sie auch bei der Frau von entscheidender Bedeutung für ihre sexuelle Aktivität.

Die weiblichen Keimdrüsenhormone (Östrogen und das luteinisierende Hormon LH) werden für die Frau erst in der Pubertät bedeutsam. Sie steigen dann stark an, setzen die Entwicklung der sekundären Geschlechtsmerkmale in Gang und führen zur Geschlechtsreife, die durch das Auftreten der Regelblutungen sichtbar wird. Von da an bestehen regelmäßige Zyklen in der Produktion weiblicher Keimdrüsenhormone bis in die Wechseljahre. Nach der Menopause sinken die Hormonwerte von Frau zu Frau sehr unterschiedlich stark ab. Die Androgenwerte aber bleiben offenbar unverändert. Das könnte evtl. erklären, weshalb das sexuelle Interesse bei Frauen nach der Menopause häufig nicht abnimmt.

Bei Männern wie bei Frauen ist das Hypophysenvorderlappen-Gonaden-System das wichtigste Hormonsystem für die Sexualität. Es ist die Achse zwischen Gehirn und Keimdrüsen. Unter dem Einfluß des Großhirns scheidet der Hypothalamus, ein besonderer, stammesgeschichtlich sehr alter Teil des Gehirns, zwei Kontrollhormone ab. Sie setzen die Produktion weiterer Hormone im Vorderlappen der Hypophyse (Gehirnanhangsdrüse) in Gang, die über das Blut zu den Gonaden, den Keimdrüsen gelangen. Dort veranlassen sie die Samenbildung und die Testosteron-Produktion bzw. die Eireifung und die Produktion der weiblichen Keimdrüsenhormone. Über einen Rückkopplungsmechanismus (Menge der im Blut vorhandenen Hormone) wird die Produktion der Hormone in der Gehirnanhangsdrüse gesteuert.

Das zentrale Nervensystem (Gehirn und Rückenmark)

Nur wenig ist uns über die zentralnervöse Sexualsteuerung bekannt. Faßt man das Wichtigste zusammen, so ergibt sich – von peripher nach zentral zum Gehirn hin geordnet – folgendes Bild: Im unteren Rückenmark befinden sich Umschaltstellen des Nervensystems für die Erektion und den Ejakulationsprozeß, die verständlich machen, daß es reflexartige Erektionen und Ejakulationen geben kann. Vergleichbares ist bei der Frau anzunehmen. Die dort einlaufenden Informationen aus der Peripherie (z. B. Berührung) werden über lange Bahnen zum Thalamus und von dort zu weiteren Teilen des Gehirns weitergegeben und dann bewußt wahrgenommen. Im Gehirn laufen Eindrücke aus allen Sinnesorganen zusammen (z. B. sexuell stimulierende visuelle Eindrücke). Daraus ergibt sich die sexuelle Erregung, die zu entsprechenden körperlichen und psychischen Reaktionen führt, die das Zentralnervensystem veranlaßt hat. Eine wesentliche Bedeutung hat die Hirnanhangsdrüse, die Hypophyse. Sie ist das Bindeglied zwischen dem Nerven- und dem Hormonsystem.

Nächtliche Erektionen. Beim Mann treten nachts rhythmisch im Abstand von ca. 60–90 Minuten spontane Erektionen auf, die locker an die Traumphasen des Schlafes gekoppelt sind. Sie stehen nicht im Zusammenhang mit dem Trauminhalt. Die morgendlichen Erektionen, die ein gesunder Mann mehrmals in der Woche beim Erwachen beobachten kann, sind meistens das Ende einer solchen Erektionsphase.

Die Häufigkeit, Länge und Stärke dieser nächtlichen Erektionen kann man messen und daraus diagnostische Rückschlüsse auf körperliche oder psychische Ursachen bei Störungen der Gliedsteife ziehen. Die Bedeutung dieser physiologischen Reaktion ist unbekannt.

2. Geschlechtsidentität; Maskulinität, Femininität

Entstehung der Geschlechtsidentität

Mit dem Begriff Geschlechtsidentität ist die Empfindung gemeint, sich als Mann bzw. als Frau zu fühlen. Jahrelang beherrschte der Streit, ob diese Empfindung angeboren oder erworben sei, die einschlägige Literatur. Die Ansichten des „Entweder-Anlage-oder-Umwelt" haben sich inzwischen über ein „sowohl – als auch" zu einem Dreiklang von „Anlage – kritische Periode – Umwelt" weiterentwickelt. Diese neue Sichtweise gilt nicht nur für die körperliche Geschlechtsentwicklung, sondern wahrscheinlich auch für die Entwicklung der Geschlechtsidentität und der sexuellen Partnerorientierung. Sie besagt: Sowohl Anlage- als auch Umweltfaktoren sind an der Entwicklung der Geschlechtsidentität beteiligt, aber jeder Faktor übt seinen Einfluß nur zu einer ganz bestimmten Zeit, einer „kritischen Periode" aus, während er zu anderen Zeiten völlig unwirksam sein kann. In den früheren Debatten über den Einfluß von Anlage und Umwelt bzw. Biologie und Umwelt wurde diese Unterscheidung häufig gleichgesetzt mit einer Unterscheidung zwischen Faktoren, die zu unbeeinflußbaren oder beeinflußbaren Veränderungen führten. Inzwischen wissen wir, daß nicht nur Erlerntes veränderbar ist. Auch „Biologisches" verändert sich unter Erfahrung, und Erlerntes kann sehr fixiert werden (die sog. Prägung, s. S. 27). Eine Geschlechtsidentität ist deshalb vielleicht nicht völlig unveränderbar festgelegt, sondern kann sich durch das Zusammenspiel von körperlichen und sozialen Einflüssen in einem gewissen Rahmen weiterentwickeln (biosoziale Betrachtungsweise).

Der Sexualwissenschaftler John Money vertritt sehr stark die

„Anlage-kritische Periode-Umwelt"-Ansicht. Sie ist seit langem in der Embryologie (Erforschung der menschlichen Entwicklung im Mutterleib) bekannt und wird erst langsam auch für die Entwicklung nach der Geburt akzeptiert. Danach wird die Entwicklung der Geschlechtsidentität als schrittweiser Prozeß angesehen, auf den viele Faktoren zu bestimmten Zeiten Einfluß nehmen. Vorgeburtlich sind es Faktoren, welche die körperliche Geschlechtsentwicklung bestimmen. Sie legen damit gleichzeitig die Basis für die spätere Geschlechtsidentität. Das sind die Chromosomen, die Keimdrüsen, die fötalen Hormone (Hormone während der Embryonalzeit) und die sich aufgrund dieser Faktoren entwickelnden inneren und äußeren Geschlechtsorgane. Nach der Geburt sind für die spätere Geschlechtsidentität folgende Einflüsse entscheidend: das Geschlecht, das dem Baby bei Geburt zugesprochen wird (meist durch die Hebamme), das Geschlecht, nach dem das Kind erzogen wird, und die hormonell bedingte Geschlechtsdifferenzierung in der Pubertät. John Money konnte im Rahmen seiner zahlreichen Untersuchungen an Menschen mit körperlicher Intersexualität nachweisen, daß die sozialen Faktoren „Geschlechtszuordnung" und „Geschlechtserziehung" stärker wirksam sein können als die biologischen Faktoren „chromosomales Geschlecht" und die Keimdrüsen; die Scheinzwitter sind hierfür ein Beispiel: Menschen mit männlichen Keimdrüsen werden aufgrund eines mehr ans Weibliche erinnernden Genitale bei Geburt als Mädchen angesehen und weiblich erzogen. Meistens – Ausnahmen bestätigen die Regel – haben sie keinen Zweifel an ihrer Weiblichkeit. Ein anderes Beispiel sind Menschen mit einer sogenannten testikulären Feminisierung (s. S. 16). Auch sie empfinden sich trotz männlicher Anlagen fast immer eindeutig als Frauen.

Die nachgeburtliche Verfestigung der Geschlechtsidentität wird heute als das Ergebnis eines Zusammenspiels von körperlichen und sozialen Faktoren angesehen. Besonders deutlich wird dieses Zusammenspiel in der Pubertät. Zum einen führt die hormonelle Umstellung in dieser Zeit zu körperlichen Veränderungen. Aus dem kleinen Mädchen wird eine junge Frau, aus dem Buben ein junger Mann. Darauf reagiert die Umwelt, behandelt die Jugendlichen entsprechend und erwartet von ihnen zunehmend geschlechtstypische Reaktionen. Zum anderen erwacht durch die biologische Umstellung spätestens jetzt die Erotik. Der junge Mensch erlebt neue Empfindungen, die sein Verhalten verändern. Durch die Reaktionen der Umwelt auf sein verändertes Verhalten lernt er, mit seinen neuen Empfindungen geschlechtskonform umzugehen. Money spricht von der erotosexuellen Komponente der Entwicklung der Geschlechtsidentität.

Verschiedene psychologische Theorien schätzen die Bedeutung der körperlichen Faktoren für die Entwicklung der Geschlechtsidentität als sehr viel geringer ein. Die *frühe Psychoanalyse* (Sigmund Freud) nahm an, die Entdeckung der genitalen Geschlechtsunterschiede führe bei Mädchen zu Penisneid und bei Jungen zu Kastrationsangst und lege damit die Basis für die weibliche und männliche Geschlechterdifferenzierung. Heute setzt die Psychoanalyse stillschweigend eine bereits irgendwie erfolgte Geschlechtsidentifizierung voraus, bevor die Kinder ihre äußeren Geschlechtsunterschiede entdecken und in die ödipale Entwicklung eintreten. Vertreter der *Theorie sozialen Lernens* sehen die Umgebungsfaktoren als entscheidend an für die Entwicklung der Geschlechtsidentität. Die Identifizierung des Kindes mit dem gleichgeschlechtlichen Elternteil lege hierfür die Basis. Die Identifizierung erfolge sehr frühzeitig in der Kindheit. Einen sehr ähnlichen Ansatz hat die *Theorie kognitiver Entwicklung* der Geschlechtsidentität. Das Kind identifiziere sich zunächst als Junge oder Mädchen und strukturiere danach seine Erfahrungen entsprechend dieser Kategorisierung. Die Identifizierung mit dem gleichgeschlechtlichen Elternteil sei demnach also nicht die Ursache für, sondern die Folge der bereits erreichten Geschlechtsidentität.

Eine weitere Theorie, die *Geschlechts-Schema-Theorie*, besagt, das Kind übernehme zunächst lernend von seiner Umgebung das, was als männlich bzw. weiblich angesehen wird. Sehr rasch kategorisiere es jede neue Information nach dieser

Unterteilung, schließlich auch das Selbstbild: Weil ich dies und das tue oder habe, bin ich männlich bzw. weiblich.

Die meisten Forschergruppen stimmen heute darin überein, daß die Geschlechtsidentität sich aus dem Zusammenwirken von Körper und Umwelt ergibt. Die Meinungen über das „Wie" des Zusammenwirkens und über das Ausmaß der Beteiligung der beiden Anteile gehen jedoch auseinander.

Alle Theorien, seien sie stärker biologisch, psychologisch oder soziologisch orientiert, sind sich darin einig, daß sich die Geschlechtsidentität in der frühen Kindheit, spätestens bis zum 5. oder 6. Lebensjahr, entwickelt und danach sehr stabil ist.

Was ist Maskulinität, Femininität – Männlichkeit, Weiblichkeit?

Aus heutiger Sicht sind diese zwei Kategorien eine lockere Gruppierung von verschiedenen Persönlichkeitseigenschaften mit einem von Forschern einheitlich gesehenen „festen" Kern. In der Vergangenheit wurden sie scharf voneinander getrennt; wer dazwischen lag, war auffällig, abnorm. In der psychologischen Forschung wurde etwas später angenommen, Maskulinität und Femininität seien gegenüberliegende Enden eines eindimensionalen Kontinuums; je mehr eine Person männlich sei, desto weniger sei sie weiblich. Inzwischen sieht die Psychologie die zwei Kategorien als zwei relativ unabhängig voneinander existierende Kontinua von schwacher bis starker Ausprägung. Ein Individuum muß deshalb bei stark ausgeprägter Feminität keine schwach entwickelte Maskulinität haben und umgekehrt. Beide Kategorien können stark (Androgynität) oder schwach ausgeprägt sein (Undifferenziertheit). Zusätzlich versucht man, die einzelnen Komponenten genauer zu identifizieren, die als Gesamt mit dem Begriff Maskulinität bzw. Femininität gemeint sind.

Wie bei dem Begriff der Geschlechtsidentität besteht auch für diese zwei Kategorien heute in der Forschung Einigkeit darüber, daß sie eine biologische Basis haben (der männliche bzw. weibliche Körper); aber zusätzlich spielen psychosoziale Faktoren eine ganz erhebliche Rolle. Das erklärt die Variationsbreite der Kategorien in den verschiedenen Kulturen. Allerdings ist ihr jeweiliger Kern in allen Kulturen doch relativ ähnlich. Ganz generell gesehen, besteht in den Persönlichkeitsseigenschaften von Männern und Frauen sehr viel mehr Übereinstimmung als Differenz. Nach Meinung einiger Forscher bestehen meßbare Unterschiede überhaupt nur in folgenden vier Bereichen: im sprachlichen und im aggressiven Verhalten, in den mathematisch-rechnerischen Fähigkeiten und in der Fähigkeit räumlicher Orientierung. Für viele andere Bereiche sind die Meinungen sehr geteilt.

Wahrscheinlich sind die Eigenschaften, die die Maskulinität bzw. Femininität ausmachen, unterschiedlich eng an die männliche bzw. weibliche Geschlechtsidentität gebunden. Money spricht von vier Intensitätsstufen sexuellen Dimorphismus in der Geschlechtsidentität:

1. Ausschließlich geschlechtsabhängige Unterschiede zwischen männlicher und weiblicher Geschlechtsidentität. Bei allen Primaten zeugen die männlichen Wesen, die weiblichen haben Mestruationen, gebären und stillen. Das gilt natürlich auch für den Menschen.

2. Bedingt geschlechtsabhängige Unterschiede. Das sind Differenzen in der Ausprägung bestimmter Eigenschaften zwischen Männern und Frauen. Money nennt als ein Beispiel den Parentalismus (Umsorgen eines Babys). Obwohl auch der Vater diese Eigenschaft haben könne, werde sie bei der Mutter rascher und häufiger durch das Kind ausgelöst. Weitere Beispiele sind Neigung zu athletischen Sportarten, Konkurrenzkampf um eine bessere Position in der Dominanzhierarchie, beides eher bei Männern anzutreffen, und Kampf zur Verteidigung der jungen Nachkommen, eine Eigenschaft, die eher bei weiblichen Personen anzutreffen sei.

3. Tertiär geschlechtsabhängige Differenzen. Money nennt folgendes Beispiel: Die Androgene verursachen beim Mann stärkeres Knochen- und Muskelwachstum als bei der Frau (primär). Dadurch werden Männer in der Regel größer und kräftiger (sekundär). Das führte zu einer geschlechtstypischen Aufteilung der Arbeit (tertiär) in früheren Gesellschaften.

4. Willkürlich festgelegte Geschlechtsdifferenzen. Hierunter versteht Money die Geschlechtsunterschiede in der Körpersprache, Körperpflege (Schminken), in der Kleidung und in der Etikette zwischen Männern und Frauen, Eigenschaften, die durch die Gesellschaft festgelegt sind.

Insgesamt betrachtet, werden heute die Konzepte Maskulinität und Femininität sehr viel komplexer gesehen als früher. Es sind mehrdimensionale Kategorien, deren einzelne Komponenten zum Teil noch unscharf sind. Möglicherweise kann das, was wir Maskulinität bzw. Femininität nennen, im Laufe des Lebens eines Menschen mehr variieren, als wir bisher dachten. Vielleicht ist es auch über die Generationen hinweg stärker veränderbar als bisher angenommen.

3. Die sexuelle Partnerorientierung

Definition

Die sexuelle Orientierung beschreibt das Erleben, als Mann oder als Frau von Menschen des anderen oder des gleichen Geschlechts sexuell angezogen zu werden (Bräutigam und Clement 1989). John Moneys Definition ist knapp und klar: „With whom I fall in love." Die sexuelle Orientierung ist im Erwachsenenalter recht stabil, zumindest wohl willkürlich nicht beeinflußbar. Das sexuelle Verhalten dagegen kann variieren. In besonderen Situationen kann sich ein Mensch z.B. homosexuell verhalten (in ausschließlich gleichgeschlechtlichen Gemeinschaften, z.B. Gefangenenlager oder unter äußerem Druck), ohne daß sich deshalb seine heterosexuelle Partnerorientierung ändert; das gleiche gilt für die umgekehrte Situation: heterosexuelles Verhalten bei homosexueller Partnerorientierung.

Die Literatur zu dem Thema Partnerorientierung ist überwiegend Literatur zur Homosexualität, insbesondere zur männlichen Homosexualität. Man findet kaum Überlegungen zur Heterosexualität. Man gewinnt den Eindruck, die Forschung sei der Ansicht, die Heterosexualität müsse nicht ergründet werden; Heterosexualität sei das „Natürliche", das

„Naturgegebene", das keiner Aufklärung bedarf, die Homosexualität das Besondere, das Abweichende, dessen Erforschung Möglichkeiten eröffnen könnte, die homosexuelle Ausrichtung zu verändern, zu „normalisieren". Das war zumindest lange Zeit die vorherrschende Meinung.

Die sexuelle Partnerorientierung und die bereits besprochene Geschlechtsidentität haben viele Verbindungen zueinander und stehen in enger Wechselwirkung: die heterosexuelle und die homosexuelle Frau sind als *Frau* in einen Partner verliebt, der heterosexuelle und homosexuelle Mann als *Mann*.

Die Nähe zwischen sexueller Partnerorientierung und Geschlechtsidentität zeigt sich auch in der Ähnlichkeit der wissenschaftlichen Meinungen zu diesen zwei Merkmalen. Wie bei der Maskulinität und Femininität nahm man auch bei der sexuellen Orientierung in der Vergangenheit an, die Heterosexualität und die Homosexualität seien zwei völlig getrennte Entitäten ohne jeden Übergang. Diese Meinung ist heute noch weit verbreitet, auch in der psychoanalytischen Theorie. Menschen, die sich bisexuell verhalten, wurden als Personen angesehen, die sexuell experimentieren bei klarer homosexueller oder heterosexueller Ausrichtung; oder sie wurden als Menschen betrachtet, die ihre eigentliche homosexuelle Orientierung zu verstecken suchen, ohne daß es ihnen durchgängig gelingt. Auch diese Ansicht ist heute noch weit verbreitet.

Eine entscheidende Umorientierung erbrachten die Untersuchungsergebnisse von A. Kinsey und seinen Mitarbeitern. Sie entdeckten, daß homosexuelle Erfahrungen nicht selten waren, bisexuelles Verhalten verbreitet vorkam und daß homosexuelle Kontakte einen Menschen nicht notwendigerweise zu einem „Homosexuellen" machten. Aufgrund dieser Ergebnisse postulierten sie, die sexuelle Orientierung könne auf einer eindimensionalen Skala abgebildet werden, an deren Enden sich die Heterosexualität bzw. Homosexualität befinde, mit kontinuierlichen Übergängen. Diese sogenannte Kinsey-Skala mit ihren Stufen von 0 (ausschließliche Heterosexualität) bis 6 (ausschließliche Homosexualität) ist auch heute noch, 40 Jahre nach ihrer Aufstellung, aktuell. In der jüngsten Zeit wird sie allerdings, ähnlich wie das analoge Konzept der Geschlechtsidentität, wegen ihrer eindimensionalen Bipolarität kritisiert. Eine solche Skala impliziere, je mehr ein Mensch sich homosexuell fühle, desto weniger könne er sich heterosexuell empfinden – und das entspreche in vielen Fällen nicht der Realität. Als Konsequenz wurde, wieder parallel zur Maskulinität-Femininitäts-Debatte, ein zweidimensionales orthogonales Modell entwickelt, in dem die Homoerotik und Heteroerotik zwei unabhängige Kontinua darstellen. Danach hätte eine heterosexuelle Person einen hohen Wert auf der Skala der Heteroerotik und einen niedrigen auf der Homoerotik-Skala, bei einer homosexuellen Person wäre es umgekehrt; ein bisexueller Mensch hätte hohe Werte auf beiden Skalen; eine Person mit niedrigen Werten in beiden Bereichen könnte man als asexuell bezeichnen. Dieses Modell ist allerdings noch nicht sehr verbreitet.

Die sexuelle Partnerorientierung wird heute zunehmend mehrdimensional gesehen, wieder analog zu neuen Konzepten der Geschlechtsidentität. Es hat sich gezeigt, daß manche Menschen sich als heterosexuell empfinden, ausschließlich heterosexuelle Kontakte haben und gleichzeitig vorwiegend homosexuelle Phantasien erleben. Die gleiche Person kann sich zu einer späteren Zeit in einen gleichgeschlechtlichen Partner verlieben, ein homosexuelles Leben führen und dabei vorwiegend heterosexuelle Phantasien erleben. Sexuelle Aktivität, sexuelle Phantasien, emotionale Zuneigung und andere Komponenten sexueller Partnerorientierung müssen also nicht parallel laufen, obwohl sie es meistens tun, und die Partnerorientierung scheint sich sogar im Laufe eines Lebens ändern zu können. Wie häufig das ist und ob es nicht doch eher die Ausnahme der Regel darstellt, ist ungeklärt. Diese Erkenntnisse haben jedoch in der Forschung dazu geführt, zur Bestimmung der sexuellen Partnerorientierung mehrere Dimensionen zu befragen und auch evtl. bestehende lebenszeitliche Veränderungen zu berücksichtigen.

Entstehung der sexuellen Orientierung

Es gibt keine Theorie zur Entstehung der Heterosexualität, nicht einmal Bruchstücke sind zu finden. Deutlich mehr ist vorhanden zur Entstehung der Homosexualität, eine in sich geschlossene Theorie allerdings existiert auch hier nicht.

Im folgenden werden Überlegungen besprochen, die die Partnerorientierung allgemein betreffen. Die Homosexualität wird gesondert diskutiert (s. S. 102 ff.).

Hinweise auf biologische (körperliche) Faktoren. Bei einer ganzen Reihe von Tierarten haben Verhaltensforscher festgestellt, daß das sexuelle Interesse am gegengeschlechtlichen Partner und die Verhaltensmuster der Paarung durch sogenannte angeborene Auslösemechanismen erbgenetisch festgelegt sind. Bekannt sind die Untersuchungen hierzu von Konrad Lorenz und seinen Mitarbeitern. Solche Auslösemechanismen können Sinnesreize verschiedener Art sein, häufig sind es Geruchs- oder Sichtreize. Ein weiterer wichtiger Prozeß ist die Prägung, ein sehr rasch zu einer endgültigen Fixierung führender Lernprozeß in der frühen nachgeburtlichen Entwicklung eines Lebewesens. Die Festlegung der sexuellen Orientierung scheint bei Tieren ein Prozeß zu sein, in dem Prägung und angeborene Auslösemechanismen entscheidend sind. Dieser Prozeß sieht aber von einer Tierart zur anderen unterschiedlich aus, ist sogar bei der gleichen Tierart zwischen den Männchen und Weibchen verschieden. Bei den Primaten (Affen) sind die bisherigen Untersuchungen zu diesem Thema sehr uneindeutig. Das alles sollte zu größter Vorsicht mahnen, wenn man versucht, die an Tieren gewonnenen Ergebnisse auf den Menschen zu übertragen.

Beim Menschen könnten sich bei zwei Gruppen Hinweise auf eine biologisch (hormonell) beeinflußte sexuelle Partnerorientierung nachweisen lassen, bei Personen nämlich, die während ihrer intrauterinen (vorgeburtlichen) Entwicklung hohen Dosen gegengeschlechtlicher Hormone ausgesetzt waren und bei Menschen mit hormonell bedingter Intersexualität. In der Vergangenheit wurde in der Gynäkologie öfters versucht, einen drohenden Abort (Fehlgeburt) durch eine Behandlung mit Keimdrüsenhormonen aufzuhalten. Man nahm nun an, daß die Kinder aus Schwangerschaften, die mit gegengeschlechtlichen Hormonen gehalten wurden, Auffälligkeiten in der Geschlechtsidentität und in der Partnerorientierung zeigen würden. Die Untersuchungsergebnisse sind jedoch nicht eindeutig. Bei einigen Studien zeigte sich, daß diese Mädchen burschikoser waren als eine Vergleichsgruppe „Unbehandelter" und die Jungen „weiblicher". Einige Autoren berichteten auch ein signifikant häufigeres Vorkommen von bisexuellen oder homosexuellen Phantasien, aber in keiner Studie wurde ein häufigeres Auftreten klarer homosexueller oder bisexueller Partnerorientierung nachgewiesen.

Bei den hormonell bedingten Formen der Intersexualität könnte bei Mädchen ein Androgenüberschuß in der Fötalzeit theoretisch eine homosexuelle Partnerorientierung fördern; das könnte beim adrenogenitalen Syndrom (AGS, s. S. 16) erwartet werden, das durch vorgeburtlichen Androgenüberschuß bedingt ist. Die Befunde sind auch hier nicht eindeutig. Zwar werden gehäuft AGS-Frauen beschrieben, die eine homosexuelle Partnerorientierung haben, aber es wird diskutiert, ob sich diese Partnerorientierung nicht daraus herleiten läßt, daß die Betroffenen sehr frühzeitig ihr mehr zum Männlichen neigendes äußeres Genitale zur Kenntnis nehmen.

Hinweise auf soziale Faktoren. In einer großangelegten Studie wurden die Familien von Jungen mit deutlich mädchenhaftem Verhalten, sogenannte „Sissys", und von Mädchen mit sehr jungenhaftem Verhalten, sogenannte „Tomboys", untersucht. Im Vergleich zu einer Kontrollgruppe ergaben diese Familienuntersuchungen keine Besonderheiten. Diese in ihrem geschlechtstypischen Verhalten auffälligen Kinder waren weder vom gleichgeschlechtlichen Elternteil häufiger zurückgewiesen noch vom gegengeschlechtlichen Elternteil besonders bevorzugt oder in irgendeiner anderen Form nachweisbar anders erzogen worden. Es ist interessant, daß später, mit 15 bis 20 Jahren, ca. 50% der mädchenhaften Jungen, der Sissys, eine homosexuelle Partnerorientierung hatten. Die Untersuchung kann die Frage nach den Ursachen dieser Partnerorientierung nicht beantworten.

Für John Money ist die Heterosexualität wie die Homosexualität eine sekundäre Erscheinung, die sich aus einem ursprünglichen bi- oder ambisexuellen Potential der Partnerorientierung entwickelt. Die Homosexualität wie die Heterosexualität entstehe schrittweise durch ein Zusammenspiel von körperlichen und sozialen Faktoren, die in bestimmten kritischen Zeitperioden aufeinander einwirken im Sinne einer Prägung, d.h. im Sinne eines Lernens mit rascher Fixierung des Gelernten.

Andere Autoren vertreten ein sogenanntes Interaktionsmodell. Danach legen die Hormone und die Gene nur indirekt die sexuelle Orientierung fest. Sie prädisponieren zur Entwicklung bestimmter Charaktereigenschaften. Dadurch beeinflussen sie die Art, wie ein Individuum auf seine Umwelt reagiert in der Zeit, in der sich die sexuelle Orientierung und andere Persönlichkeitscharakteristika entwickeln.

Zusammenfassend kann man feststellen: Die sexuelle Partnerorientierung ist nicht mit dem Konzept einer einfachen Dichotomie zwischen Heterosexualität und Homosexualität zu erfassen, sie hat verschiedene Dimensionen. Ihre Entwicklung ist durch viele Faktoren beeinflußt, wahrscheinlich durch körperliche und soziale Einflüsse. Von einer Theorie, die nicht nur die Entstehung der homosexuellen, sondern auch der heterosexuellen Partnerorientierung befriedigend erklären könnte, sind wir noch weit entfernt.

4. Die „übliche", ungestörte Sexualität

Sexuelle Appetenz, Libido, sexuelle Lust

Der Begriff Libido ist vieldeutig und erklärt sich nicht selbst. Die Begriffe sexuelle Appetenz und sexuelle Lust bezeichnen eindeutiger das lustvoll erlebte Verlangen nach irgendeiner Form einer sexuellen Handlung. Oft wird behauptet, die sexuelle Lust sei bei Frauen geringer als bei Männern. Unterschiede in der Höhe des Testosteron-Wertes im Blut zwischen Mann und Frau, des wichtigsten Hormons für das sexuelle Erleben (s. S. 16, 17), könnten dafür sprechen. Andererseits spielen hier kulturelle Normen eine sehr große Rolle. Mißt man sexuelle Lust daran, wie häufig jemand die Initiative zu sexuellem Kontakt ergreift, dann wird diese Einschätzung durch die allgemeine Meinung über „angemessenes" weibliches Verhalten erheblich verändert. Da die Stärke der sexuellen Appetenz wahrscheinlich sowohl hormonell beeinflußt wird als auch von soziokulturellen und sonstigen äußeren Faktoren, aber auch von der inneren Stimmung abhängt, schwankt sie deutlich sowohl intra- als auch interindividuell; starke Verliebtheit z.B. erhöht die sexuelle Lust.

Während die sexuelle Appetenz beim Manne ihren Höhepunkt um das 20. Lebensjahr erreicht und etwa ab dem 30. Lebensjahr langsam, aber kontinuierlich nachläßt, steigt derzeit in unserer Kultur die sexuelle Appetenz bei der Frau bis etwa zum 35. Lebensjahr an und bleibt dann in der Regel in dieser Höhe bis weit ins hohe Lebensalter erhalten, auch über die Zeit des Klimakteriums hinaus. Sie geht dann nur langsam zurück.

Physiologische Reaktionen

Die anatomischen und physiologischen Reaktionen des Menschen auf eine wirksame sexuelle Stimulierung sind erstmals ausführlich von William H. Masters und Virginia E. Johnson (1970) beschrieben worden. Sie sprechen von einem sexuellen Reaktionszyklus, der nach einer Stimulierung ablaufe, und teilen ihn in vier Phasen ein:

1. Erregungsphase
2. Plateauphase
3. Orgasmusphase
4. Rückbildungsphase.

Dieser Zyklus beschreibt ausschließlich die physiologischen Veränderungen. Die Kurve sexueller Erregung läuft allerdings parallel. Die Erregungsphase kann durch jede körperliche oder psychische sexuelle Stimulierung hervorgerufen werden. Zusammen mit der letzten, der Rückbildungsphase, nimmt sie zeitlich den größten Teil des gesamten Reaktionszyklus ein. In der zweiten Phase, der Plateauphase, erreicht die sexuelle Spannung die hohe Stufe, von der aus der Orgasmus möglich ist. Die Dauer der Plateauphase hängt größtenteils von der Wirksamkeit der Reize ab, aber auch vom individuellen Antrieb, einen Höhepunkt erreichen zu wollen.

Die Orgasmusphase ist beim Mann auf wenige Sekunden begrenzt, die Frau ist prinzipiell zu mehreren Orgasmen innerhalb eines Zyklus fähig. Die Rückbildungsphase schließt beim Mann immer eine individuell unterschiedlich lange Refraktärzeit ein, die Zeit, in der ihm eine erneute sexuelle Erregung noch nicht wieder möglich ist. Bei der Frau gibt es keine Refraktärzeit. Frauen sind deshalb prinzipiell in der Lage, mehr als einmal den Orgasmus während eines Reaktionszyklus zu erlangen (siehe Abbildung 1). Masters und Johnson betonen die großen individuellen Unterschiede hinsichtlich Dauer und Intensität jeder spezifischen physiologischen Reaktion (z.B. Pulsfrequenz, Blutdruckerhöhung) auf sexuelle Reize. Sie sagen aber auch, daß trotz geschlechtsbedingter Unterschiede in den Abläufen der Reaktion die Ähnlichkeiten im Ablauf bei Mann und Frau das beeindruckendste Ergebnis ihrer Untersuchung gewesen sind. Allerdings ist der Ablauf des gesamten Zyklus bei der Frau sehr viel variabler.

Die Reaktion der männlichen Geschlechtsorgane

In der Erregungsphase entwickelt sich beim jungen Mann recht schnell eine Gliedsteife, die während einer verlängerten Phase teilweise verloren und wiedergewonnen werden kann. Sie ist leicht zu stören durch nichtsexuelle Einflüsse. In der Plateauphase kann es zu einem weiteren Anschwellen und zunehmender Festigkeit der Gliedsteife kommen. Das Auftreten einer Gliedsteife kann nicht direkt willkürlich erreicht werden, höchstens indirekt darüber, daß der Mann sich bewußt starker sexueller Stimulierung aussetzt. Der Ejakulationsprozeß ist dagegen bis zu einem bestimmten Zeitpunkt kontrollierbar, eine

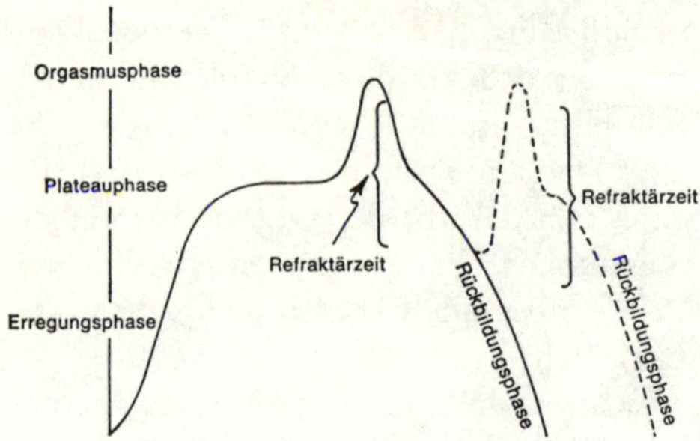

Abb. 1 a: Der sexuelle Reaktionszyklus des Mannes (aus: Masters, W. H. Johnson, V. E.: *Die sexuelle Reaktion.* Akademische Verlagsgesellschaft, Frankfurt 1967)

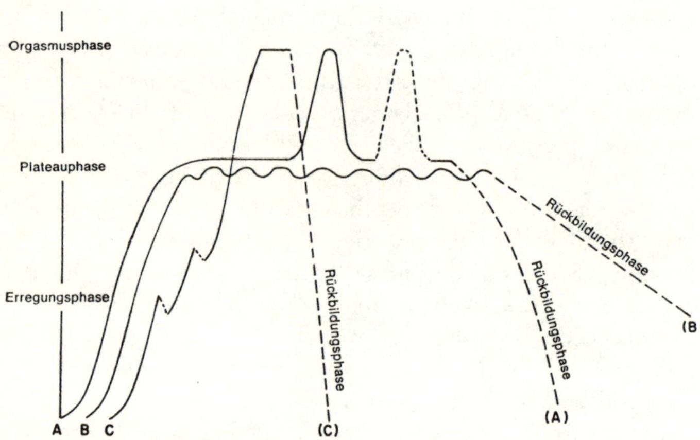

Abb. 1 b: Der sexuelle Reaktionszyklus der Frau (aus: Masters, W. H. Johnson, V. E.: *Die sexuelle Reaktion.* Akademische Verlagsgesellschaft, Frankfurt/Main 1967, verschiedene Verläufe (A, B, C)

Ejakulation (Samenerguß) kann daher zeitlich hinausgezögert werden. Der männliche Orgasmus spielt sich in zwei Phasen ab; in der Phase der Emission wird der Samen im Samenleiter gesammelt und in der Phase der Ejakulation ausgestoßen. Hat die erste Phase des Ejakulationsprozesses begonnen, ist der Samenerguß nicht mehr aufzuhalten. Der Ausstoß des Samens geht mit dem Orgasmusgefühl einher. Die Refraktärzeit wird wahrscheinlich benötigt, um für die nächste Emissionsphase genügend Samen zur Verfügung zu stellen.

Die Reaktion der weiblichen Geschlechtsorgane

Als erstes physiologisches Zeichen sexueller Erregung entwickelt sich die vaginale Lubrikation, das Feuchtwerden der Scheide; weiterhin schwellen die großen und kleinen Schamlippen an. Beim Übergang zur Plateauphase erweitert und verlängert sich die Scheide. In der Plateauphase entwickelt sich die sogenannte orgastische Manschette durch das Zusammenziehen eines Muskelringes im äußeren Drittel der Scheide, die den Durchmesser der Scheide um mindestens die Hälfte verkleinern kann. Im Orgasmus der Frau treten Muskelkontraktionen des Uterus und der beschriebenen orgastischen Manschette auf, die sich zunächst rasch wiederholen, danach noch abgeschwächt zwei- bis viermal in längeren unregelmäßigen Abständen auftreten. An der Vorderwand der Scheide unter der Harnröhre befindet sich eine ca. zehnpfennigstückgroße sensible Zone mit zwei kleinen Wülsten, die oft nur angedeutet sind. Nach ihrem Entdecker wird dieses Gebiet der „Gräfenberg-Spot" genannt. Für die sexuelle Stimulierung scheint diese Zone eine nicht unwesentliche Bedeutung zu haben. Dahinter finden sich kleine Drüsen, die in die Harnröhre münden. Sie entsprechen entwicklungsgeschichtlich der Vorsteherdrüse (Prostata) des Mannes. Bei der sexuellen Reaktion befeuchten sie den Scheideneingang. Bei einigen wenigen Frauen scheint die Sekretion so stark sein zu können, daß es beim Orgasmus zum Auswurf einer größeren Flüssigkeitsmenge kommt; man spricht von der weiblichen Ejakulation. Oft befürchten die Betroffenen einen ungewollten Harnabgang. Untersuchungen beweisen aber meistens, daß die Flüssigkeit kein Urin ist.

Die Physiologie des Orgasmus der Frau ist als ein Reflexbogen vorstellbar. Direkte oder indirekte Stimulation der Klitoris (Kitzler) stellt den sensiblen Ast des Reflexes dar, die Kontraktion der Muskeln den motorischen Ast. Die Untersuchungen von Masters und Johnson haben eindeutig den alten psychoanalytischen Streit über die Wertigkeit eines klitoridalen (am Kitzler ausgelösten) gegenüber einem vaginalen (in der Scheide ausgelösten) Orgasmus ad absurdum geführt. Nachweislich ist der Orgasmus einer Frau sowohl vaginal, d.h. durch indirekte Reizung der Klitoris, als auch direkt klitoridal auslösbar. In beiden Fällen erlebt die Frau einen physiologisch absolut „gleichwertigen" Höhepunkt.

Das subjektive Erleben des Orgasmus kann vor allem bei der Frau sehr unterschiedlich sein. Masters und Johnson befragten hierzu 487 Frauen. Aufgrund dieser Befragungsergebnisse unterteilten sie das subjektive Erleben in drei Stadien.

1. Stadium: Die meisten Frauen beschrieben, daß sich zunächst aus einer starken sexuellen Erregung heraus ein Gefühl des Stehenbleibens entwickelt habe mit intensiven Empfindungen im Genitalbereich, das nur kurz anhielt. Gleichzeitig sei häufig die sonstige Sinneswahrnehmung eingeengt.

2. Stadium: Ein starkes Wärmegefühl trete zunächst im Bekken auf und breite sich dann auf den ganzen Körper aus.

3. Stadium: ein Gefühl des Zusammenziehens im Vaginalbereich, ein Pulsieren und Pochen in der Scheide und im Bekken.

Der Orgasmus endete mit einem Gefühl des Nachlassens einer angenehm empfundenen inneren Anspannung, die in einen angenehm entspannten Zustand übergeht. Da die vorher beschriebenen drei Stadien durchaus nicht von allen Frauen deutlich spürbar erlebt wurden, von einigen auch nur eines dieser Stadien, ergibt sich folgende praktische Erkenntnis: Ein Gefühl angenehm empfundenen Nachlassens einer positiv erlebten inneren Anspannung mit Übergang in eine angenehme Entspannung scheint generell einen Orgasmus der Frau zu begleiten.

Das Abklingen der physiologischen Reaktionen geschieht bei der Frau insgesamt langsamer als beim Mann.

Weitere physiologische Reaktionen außerhalb des Genitalbereichs
Die erste Reaktion der weiblichen Brust auf eine sexuelle Reizung ist das Steifwerden der Brustwarzen, gefolgt von einer Größenzunahme der Brust. Diese Reaktionen beginnen in der Erregungsphase und klingen in der Rückbildungsphase relativ rasch ab.

Bei beiden Geschlechtern kommt es während sexueller Stimulierung zu einer Hyperventilation (schnellere Atmung), einer Tachykardie (schnellerer Herzschlag) und einem Blutdruckanstieg. Diese ganz normalen Reaktionen treten regelmäßig auf, beginnen meistens in der späteren Plateauphase und bilden sich nach dem Orgasmus zurück. Dauer und Intensität dieser Reaktionen sind allerdings individuell außerordentlich unterschiedlich. Weiterhin kommt es zu willkürlicher und unwillkürlicher Muskelanspannung, besonders in den unteren Extremitäten, die ebenfalls in der Plateauphase beginnt und ihr Maximum in der Orgasmusphase erlebt. Bei einem Drittel der untersuchten Männer und Frauen beobachteten Masters und Johnson unmittelbar nach dem Orgasmus eine Transpiration (Schwitzen) in verschiedenen Körperregionen unabhängig vom Ausmaß der körperlichen Anstrengung.

Die derzeitigen sexuellen Verhaltensformen

Die erste breitangelegte epidemiologische Untersuchung über das Sexualverhalten des Menschen ist in den sogenannten Kinsey-Reporten veröffentlicht (1948, 1953). Da aber in den letzten Jahrzehnten eine deutliche sexuelle Liberalisierung eingetreten ist, sind die damaligen Ergebnisse in vielen Bereichen überholt. Weiterhin wird das Sexualverhalten durch soziokulturelle und ethnische Einflüsse verändert. Ergebnisse über das Sexualverhalten in den USA sind deshalb nicht ohne weiteres auf die Verhältnisse in Deutschland zu übertragen. Bei uns sind seit 1960 mehrere Untersuchungen zum Sexualverhalten verschiedener Bevölkerungsgruppen veröffentlicht worden, besonders über Jugendliche verschiedener Bevölkerungsschichten. Alle entsprechenden Studien weisen einen Trend zur altersmäßigen Vorverlagerung sexueller Aktivitäten in den sechziger Jahren nach, die jedoch nicht mit Veränderungen in grundsätzlichen Werthaltungen wie Neigung zu Zweierbeziehungen, Treue innerhalb einer festen Partnerschaft usw. einhergingen. Zwischen 1970 und 1990 erfolgte keine wesentliche weitere Vorverlagerung mehr (s. S. 44 ff.).

Die jüngste Umfrage, die alle Bevölkerungsgruppen umfaßt, stammt von Siegfried Schnabl (1973). Er hat in den Jahren von 1966 bis 1968 rund 2000 Männer und Frauen befragt, davon 320 persönlich, den Rest anonym mit Fragebögen. Die Untersuchungsgruppe entsprach in etwa einer repräsentativen Stichprobe aus der Normalpopulation. Da diese Untersuchung aber auch schon wieder über 20 Jahre zurückliegt und in der damaligen DDR stattfand, können ihre Ergebnisse auch nur Anhaltspunkte für das jetzige Sexualverhalten des Bevölkerungsdurchschnitts liefern. In diesen letzten 20 Jahren scheint sich die Sexualität von Mann und Frau weiter angenähert zu haben, wenn auch grundsätzliche Unterschiede geblieben sind, z.B. in der Verbreitung der Masturbation. Die Veränderungen betreffen vor allem das Verhalten der Frauen: Sie scheinen aufgeholt zu haben und dadurch den Männern, zumindest was die Häufigkeit der Masturbation betrifft, ähnlicher geworden zu sein.

Nachfolgend werden die wichtigsten Ergebnisse Schnabls und neuerer Untersuchungen zusammengefaßt dargestellt.

Erste Regelblutung, erster Samenerguß (Ejakulation)

In der Untersuchung von 1973 gaben die Frauen mittleren Alters den Zeitpunkt ihrer ersten Regelblutung mit durchschnittlich 13,5 Jahren an, die jüngeren Frauen deutlich früher. Die Männer hatten ihre erste Ejakulation mit durchschnittlich 14 Jahren, die jüngeren Probanden deutlich zeitiger.

Erster Koitus
Nach der Untersuchung von Schnabl fand der erste Koitus bei beiden Geschlechtern mit durchschnittlich 18 Jahren statt. Inzwischen hat sich das Durchschnittsalter etwas weiter vorverlagert (näheres siehe Abschnitt Jugendsexualität S. 44 ff.). Der voreheliche Geschlechtsverkehr ist üblich geworden, wobei der Trend noch immer zu festen Zweierbeziehungen geht.

Erster Orgasmus der Frauen
Frauen erlebten nach der Untersuchung von 1973 ihren ersten Orgasmus beim Koitus erst ca. 3 Jahre nach dem ersten Sexualakt. Es ist also durchaus üblich, daß eine Frau erst nach einiger Zeit beim Koitus ihren Höhepunkt erlebt. Frauen mit sehr frühen Koituserfahrungen hatten eine besonders lange Latenz bis zum ersten Erlebnis eines Orgasmus. Die jüngere Generation erreichte in dieser Untersuchung in der Tendenz rascher den ersten Orgasmus als die älteren Frauen der Befragung.

Bei der Masturbation erleben Frauen ihren ersten Orgasmus viel eher als beim Koitus. Das hat man sich für die Therapie der sog. primären Anorgasmie zunutze gemacht (s. S. 94).

Koitusverhalten
Vorspiel. Für die Mehrzahl der Frauen ist das Vorspiel ein wichtiger, für viele sogar ein notwendiger Teil des sexuellen Erlebens. Mindestens 20 % gaben in der Untersuchung 1973 an, die Zärtlichkeiten des Mannes im Vorspiel seien viel zu kurz und reichten ihnen nicht aus.

Koitusdauer. Sie schwankte bei den Befragten inter- und intraindividuell ganz erheblich; das ist verständlich, da sie von der psychischen Verfassung und den äußeren Umständen und nicht zuletzt vom Bedürfnis der Partner abhängig ist.

Gleichzeitigkeit. Die Befragung deckte deutlich den Mythos der Gleichzeitigkeit auf: es ist eher die Ausnahme, daß der Orgasmus gleichzeitig erlebt wird. Bei fast zwei Drittel der Befragten kam der Mann kurz vor der Frau zum Orgasmus; bei etwa einem Zehntel der Befragten war es umgekehrt.

Koitushäufigkeit. Die Angabe einer durchschnittlichen Koitushäufigkeit ist nur ein statistischer Wert. 80 % der Befragten gaben 1973 Frequenzen zwischen ein- und zehnmal Koitus pro Monat an. Die Daten einer amerikanischen Befragung in den letzten Jahren waren ganz ähnlich. Zwei Drittel der von Schnabl befragten Paare hatten regelmäßig sexuelle Kontakte, bei ca. 15 % der Paare lagen wiederholt jahrelange Pausen dazwischen.

Koitusstellung. Alle Variationsformen, die man sich denken kann, werden praktiziert. Im Verlaufe einer Partnerschaft entwickeln sich Präferenzen, die sich von Zeit zu Zeit ändern. Zwar war in der Untersuchung von Schnabl die Position „Mann liegt auf der Frau" auch weiterhin beim Akt am häufigsten, aber nicht unbedingt am erregendsten. Oral-sexuelle Kontakte waren für die Frauen mindestens genauso erregend, wurden aber sehr viel seltener praktiziert. Über 50 % der Frauen erlebten die stärkste sexuelle Stimulierung an der Klitoris, nur 20 % in der Scheide und weitere 20 % an der Brust.

Masturbation. In der Verbreitung der Masturbation bestand über Generationen ein großer Unterschied zwischen Männern und Frauen. Er ist heute deutlich geringer geworden. Während Männer nach den Untersuchungen der letzten Jahrzehnte unverändert um 90 % angaben, Erfahrungen mit Masturbation zu haben, hatten nach eigenen Angaben bei den Frauen in diesem Zeitraum Masturbationserfahrungen:

- 1960 die Hälfte der 21jährigen Studentinnen
- 1966 die Hälfte aller Frauen im sexuell aktiven Alter
- 1981 72 % der 20- bis 24jährigen Studentinnen.

Für junge Frauen ist also die Masturbation in zunehmendem Maße zu einer Selbstverständlichkeit geworden. Allerdings hat sich dieser Trend in den letzten 20 Jahren nicht mehr weiter fortgesetzt: 16- bis 17jährige Mädchen waren 1990 in gleichem Ausmaß petting- und koituserfahren wie 1970, hatten aber etwas seltener Masturbationserfahrungen.

Sexualpartner. Die Anzahl der Sexualpartner, die ein Mensch im Laufe seines Lebens hat, scheint oft überschätzt zu werden. Bei einer amerikanischen Befragung in den letzten Jahren hatten in den vorausgegangenen 12 Monaten 67 % der Männer und 75 % der Frauen zwischen 18 und 59 Jahren einen Sexualpartner und 18 % der Männer bzw. 10 % der Frauen zwei bis vier Partner; der Prozentsatz mehrerer Sexualpartner war höher bei den unter 25jährigen. Mehr als fünf Partner in den letzten 12 Monaten gaben nur insgesamt 3 % der Befragten an.

Sexuelle Phantasien
Die wissenschaftliche Literatur zu diesem Thema ist gering. Zwei neuere, auf Befragungen beruhende Untersuchungen aus dem Jahre 1989 stellten fest, daß sexuelle Phantasien bei verschiedenen sexuellen Aktivitäten sehr häufig sind. Die Ähnlichkeiten zwischen den sexuellen Phantasien von Frauen und Männern sind groß: Frauen berichteten genauso über explizite (deftige) Sexualphantasien wie Männer, und die Häufigkeit sexueller Phantasien war insgesamt gesehen etwa gleich.

Männer und Frauen geben häufiger Phantasien bei der Masturbation als beim Koitus an. Dies gilt besonders für die Männer. Ihnen scheinen die Phantasien auch wichtiger zu sein. Die Inhalte ändern sich über die Zeit offensichtlich wenig.

Die Inhalte der Phantasien von Männern waren aggressiver, aktiver, auf den Partner gerichtet bzw. auf beziehungslose anonyme Partner. Die Phantasien der Frauen dagegen waren häufiger passiv, romantisch, auf sich selbst gerichtet, und der eigene oder ein bekannter Partner war der phantasierte Partner.

Sexuelle Phantasien sind besonders häufig in der Jugend und im frühen Erwachsenenalter. Sie klingen in ihrer Häufigkeit im Alter langsam ab, wahrscheinlich im Zusammenhang mit der allgemeinen Reduktion sexuellen Interesses. In der Jugend sind es, zumindest bei den Frauen, eher sexuell-erotische Beziehungsphantasien, im Erwachsenenalter direkt auf die Sexualität ausgerichtete Vorstellungen.

Sexuelle Phantasien sind etwas Positives. Ihre konstruktive Funktion wird heute sehr unterstrichen. Phantasien dienen als Ersatz, wenn kein Partner vorhanden ist, oder dienen der zusätzlichen sexuellen Stimulierung. Sie können auch als Möglichkeit gesehen werden, späteres sexuelles Verhalten zu erlernen, zu erproben.

Pornographie

Der Begriff Pornographie wird sehr unterschiedlich benutzt, meistens mit negativer Konnotation. Es wäre besser, von Erotographie zu sprechen, wenn man erotische Darstellungen in Wort und Bild meint, und von Pornographie, wenn menschliches Leben auf Sex reduziert wird. Pornographie wird weitestgehend von Männern für Männer gemacht. Lediglich in der Lesbenszene wird in jüngster Zeit auch Pornographie für Frauen angeboten. Erotographie, auch manche aggressionslose Pornographie, ist etwas Positives, eventuell sogar etwas Künstlerisches. Die Darstellungen können stimulieren und das sexuelle Erleben bereichern. Die Erotographie ist auch therapeutisch benutzbar: es gibt gute erotische Filme für die sexuelle Aufklärung und zur Unterstützung der Psychotherapie bei sexuellen Funktionsstörungen.

Die Pornographie kann eine Schutzfunktion haben: Menschen mit ungewöhnlichen sexuellen Wünschen finden hier ein Ventil, über die Masturbation mit solchen Darstellungen ihre unübliche Sexualität auszuleben.

Äußerst bedenklich ist die pornographische Vermischung von Sexualität und offener Aggression. Sie unterstützt die völlig falsche Vergewaltigungsmythologie (die besagt, Frauen wollten vergewaltigt werden). Es gibt keine Gemeinsamkeit zwischen einer sexuellen Notzucht und den bei Frauen verbreiteten sexuellen Wunschphantasien, mit ihrem Einverständnis „erobert“ zu werden. Aus der Aggressionsforschung ist bekannt, daß Modelle von Gewalt aggressive Tendenzen beim Beobachter fördern. Die Freigabe aggressiver Pornographie hat zwar in den entsprechenden Ländern (Dänemark) nicht zu einer Veränderung in der Kriminalstatistik geführt, aber damit ist keinesfalls bewiesen, daß sich dadurch das Zusammenleben zwischen Mann und Frau nicht geändert hat.

Vergleichbares gilt für die Kinderpornographie. Die Gesellschaft muß die Grenzen des Erlaubten festlegen. Verherrlichung von sexueller Gewalt, wie Gewalt überhaupt, und die Nichtachtung der sexuellen Selbstbestimmung, zu der kleine Kinder gar nicht fähig sind, ist inhuman.

Einstellung zur Sexualität

Wir können heute immer noch einen deutlichen Unterschied in der Einstellung von Männern und Frauen zur Sexualität beobachten, der vielleicht schon immer bestand. Viele Männer erleben Sexualität vorwiegend als ein körperliches Bedürfnis, das nach Befriedigung verlangt. Eine Partnerschaft dient ihnen u. a. dazu, dieses Bedürfnis zu befriedigen. Sicherlich nimmt die Zahl der Männer zu, die in der Sexualität auch einen die Partnerschaft fördernden Faktor sehen. Frauen erleben ebenfalls sexuelles Begehren und die partnerschaftliche Dimension der Sexualität, das letztere wahrscheinlich deutlicher als Männer. Sie empfinden aber Sexualität zusätzlich als einen wesentlichen Teil ihrer selbst, ihrer Identität.

Dieser Unterschied in der Einstellung zur Sexualität wird bei sexuellen Störungen sehr deutlich. Männer suchen den Therapeuten auf, um eine Funktion wiederhergestellt zu bekommen, um wieder „zu funktionieren". Die biologische Medizin kommt derzeit dieser Einstellung sehr entgegen. Die zweifellos erfreuliche medizinische Weiterentwicklung in der Diagnostik sexueller Störungen bei Männern hat zu neuen therapeutischen Möglichkeiten geführt. Diese tragen jedoch die Gefahr in sich, ausschließlich auf die Wiederherstellung einer sexuellen Funktion ausgerichtet zu sein, ohne die psychischen, psychosozialen und gesellschaftlichen Dimensionen der Sexualität zu berücksichtigen. Man spricht von einer „Medikalisierung der männlichen Sexualität".

Sexuell gestörte Frauen dagegen berichten ganz anders über ihre Probleme. Im Gegensatz zu den Männern stellen sie eher einen Zusammenhang her zwischen ihren sexuellen und ihren partnerschaftlichen oder beruflichen Schwierigkeiten, ihrer Einstellung zu sich selbst und ihrer Geschlechtsrolle. Sicher trägt hierzu die derzeitige Auseinandersetzung um die tradierte weibliche Geschlechtsrolle bei. Margrit Brückner (1990) sieht die positive Einstellung zum eigenen Geschlecht als wesentliche Bedingung für die Entfaltung von Verlangen und sexueller Lust bei Frauen. Hierbei „stehen Frauen vor der Schwierigkeit, einerseits ihre Zugehörigkeit zum weiblichen Geschlecht schätzen zu sollen, andererseits die kulturell und sozial festgelegten Schranken für Frauen überwinden zu müssen. Voraussetzung dafür scheint mir die Fähigkeit, trennen zu lernen zwischen der Akzeptanz der eigenen Geschlechtszugehörigkeit und gleichzeitiger Nichtakzeptanz der traditionellen Geschlechtsrolle".

Gunter Schmidt (1993 a) hat in seiner Jugendstudie (1993 b) beobachtet, daß junge Mädchen heute Petting und Geschlechtsverkehr deutlich weniger lustvoll und befriedigend beschreiben als noch vor 20 Jahren. Er spricht von einem „Aufstieg der weiblichen Lustlosigkeit" und interpretiert ihn soziologisch: „Ihr (der weiblichen Jugend) größeres Bewußtsein für die gesellschaftliche Diskriminierung von Frauen, für Geschlechterauseinandersetzung und sexuelle Gewalt von Männern gegen Frauen, hat sie offenbar skeptisch gemacht gegenüber dem, was von sexuellen Beziehungen mit Männern zu erwarten ist." Diese Interpretation der geringeren sexuellen Lust junger Frauen ist eine von verschiedenen Erklärungsmöglichkeiten. Festzuhalten bleibt, daß Frauen die angesprochenen Bereiche eher sehen als Männer.

Ein weiterer Aspekt wird in den sexuellen Störungen deutlich: der Zusammenhang von Selbstwertgefühl und sexuellem Erleben. Sowohl für Frauen als auch besonders für Männer ist eine intakte Sexualität eine wichtige Voraussetzung für ein positives Selbstbild. Frauen mit Orgasmusproblemen (siehe Seite 63) erleben sich mitunter als schwer gestört; sie seien keine vollwertigen Frauen. Die Überbetonung des Orgasmus in der öffentlichen Meinung trägt dazu noch bei. Männer mit sexuellen Problemen, insbesondere mit Erektionsstörungen, fühlen sich sehr schnell als Menschen, die ganz allgemein ihrer Potenz beraubt sind (siehe Seite 57). Sie sind zu fast allem bereit, um möglichst rasch und für andere unauffällig ihre sexuelle Potenz wieder zu erlangen – so stark ist der psychische Druck und die Sorge, andere könnten von ihrer „unmännlichen" Schwäche erfahren.

5. Die Sexualität in besonderen Lebensabschnitten

Sexualität im Kindesalter

Unser gesichertes Wissen hierzu ist sehr begrenzt: Es gibt aus leicht ableitbaren Gründen kaum Untersuchungen zu diesem Thema. Nach übereinstimmender Meinung verschiedener Forscher sind sexuelle Verhaltensweisen im Kindersalter ein spielerisches Kennenlernen des eigenen Körpers, den Genitalbereich eingeschlossen. Diese kindliche Neugier ist wichtig für die Entwicklung des Selbstbildes. Sexuelle Reaktionen wie die Erektion sind biologisch vorgegeben; das Kind entdeckt sie und lernt, damit umzugehen.

Nach neuen Erkenntnissen kann man die frühere (psychoanalytische) Annahme von einer zweiphasigen Sexualentwicklung mit einer langen Latenzperiode zwischen dem 6. und 12. Lebensjahr nicht mehr aufrechterhalten. Vielmehr ist eine kontinuierliche Entwicklung der Sexualität anzunehmen. Im Grundschulalter wird sie durch andere – vor allem soziale – Interessen vorübergehend überdeckt, auch durch Aktivitäten zur Entwicklung der Eigenidentität als Mädchen bzw. Junge. Außerdem fällt oft eine stärkere Kontrolle der Eltern gegenüber sexuellem Verhalten in diese Zeit.

Folgende sexuelle Verhaltensweisen wurden von verschiedenen Forschern beobachtet:

– Männliche Säuglinge haben spontane Erektionen nachts und während des Tages sowie bei zufälliger Reizung. Wahrscheinlich gibt es in gleicher Weise Klitorisreaktionen bei weiblichen Babys.

– Die Masturbation beginnt frühzeitig. In einer nordeuropäischen Untersuchung hatten 20 % der Kindergartenkinder Masturbationserfahrungen; viele Forscher sprechen von einer Zunahme dieser Erfahrungen bei Sechs- bis Siebenjährigen. 50 % der Jungen haben bereits vor Eintritt in die Pubertät onaniert, bei den Mädchen liegt der Prozentsatz niedriger. Im Anfang sind es eher spielerische, entdeckende Handlungen. Sie gehen mit zunehmendem Alter in eine lustvoll erlebte Aktivität über. Fast alle Jungen können 3–5 Jahre vor Eintritt in die Pubertät „trockene" Orgasmen erleben; eine Ejakulation ist erst ab der Pubertät möglich.

– Kinder ab 4.–5. Lebensjahr scheinen sexuelle Phantasien zu haben, wenn auch ohne sexuell erregende Komponente. Das kann man aus den Erzählungen, Zeichnungen und Spielen der Kinder erkennen.

– Zwischen dem 4. und 6. Lebensjahr wird der erigierte Penis für Mädchen und Jungen sehr interessant. Sie beobachten diese Reaktion und sprechen darüber.

– Zwischen 6. und 12. Lebensjahr kommt es zu sogenannten Doktorspielen und gelegentlich zu gemeinsamer Masturbation; letzteres eher bei Jungen.

– Präpubertär machen alle Kinder eine Phase durch, in der sie sexuell „verschämt" reagieren.

Für die sexuelle Entwicklung des Kindes sind wahrscheinlich vier Arten von Interaktionen zwischen Kind und Umwelt von besonderer Bedeutung.

1. Wie reagieren die Eltern auf die sexuellen Reaktionen des Kleinkindes und später auf die sexuellen Verhaltensweisen?

2. Wie reagieren sie auf die kindliche Neugierde gegenüber dem sexuellen Körper der Eltern?

3. Welche Art des sexuellen Umganges beobachtet das Kind bei seinen Erziehern?

4. Wie kann sich das Kind mit Gleichaltrigen sexuell austauschen (z. B. über Doktorspiele); es ist wichtig, den Kindern ihre eigenen kleinen Geheimnisse zu belassen.

Jugendsexualität

Die Abteilung für Sexualforschung der Universität Hamburg hat hierzu vor 20 Jahren die Ergebnisse einer umfangreichen

Untersuchung vorgelegt. Diese Studie wurde 1990 wiederholt und auf das Gebiet der ehemaligen DDR (Leipzig) ausgeweitet. Eine ähnliche Untersuchung an Jugendlichen wurde kürzlich in Österreich (Wien) vorgenommen. Wir haben dadurch einen recht guten Überblick darüber, wie heute Jugendliche Sexualität, Liebe und Partnerschaft erleben und empfinden.

Die großen Veränderungen in der Jugendsexualität erfolgten in den sechziger Jahren. In ihrer Publikation aus dem Jahre 1973 fassen Sigusch und Schmidt (enthalten in Schmidt, 1993b) die Veränderungen zwischen 1960 und 1970 folgendermaßen zusammen:

„Pauschal kann man sagen, daß sich heute die 16- und 17jährigen sexuell so verhalten, wie die 19- und 20jährigen vor 10 Jahren."

Der Trend der Vorverlegung sexueller Aktivitäten zwischen 1960 und 1970 hat sich in den letzten 20 Jahren nicht fortgesetzt. Andere Veränderungen sind aufgetreten, die insbesondere das Verhältnis der Jungen und Mädchen zueinander betreffen. Aus den Ergebnissen der Untersuchung von 1990 ziehen Schmidt und seine Mitarbeiter (1993b) folgende sehr interessante Schlußfolgerungen:

Familiarisierung der Sexualität Jugendlicher. Das Ausmaß sexueller Erfahrungen hat sich bei den Jugendlichen in den letzten 20 Jahren nur geringfügig geändert. Stark zugenommen aber hat das Ausmaß, in dem die Eltern die Sexualität ihrer Kinder akzeptieren. 1990 wußten sehr viel mehr Mütter und Väter als 1970, ob ihre Tochter oder ihr Sohn schon Geschlechtsverkehr hatte. Jungen und Mädchen sind sich der Verantwortung für ihre Sexualität viel bewußter als 1970: Das Verhütungsverhalten Jugendlicher hat sich in den letzten 20 Jahren entscheidend verbessert. Schmidt sieht das als Folge der liberaleren Haltung der Erwachsenen und der gesamten Gesellschaft zur Jugendsexualität: Der Wegfall äußerer Repressionen habe schon immer das sexuelle Verhalten ganz allgemein zivilisierter und selbstbestimmter gemacht.

Veränderungen bei den Jungen. Sie erleben ihre Sexualität heute weniger drängend als vor 20 Jahren. Schmidt sieht auch das im Zusammenhang mit der liberaleren Einstellung zur Sexualität. Das Allgewaltige und Übermächtige der Sexualität, beschrieben noch um die Jahrhundertwende, sei aus der Verfolgung des Sexuellen und seiner Konfundierung mit Angst, Schuld und Bedrohung zu erklären gewesen. Nicht die Sexualität sei allgewaltig gewesen, sondern der Konflikt zwischen Wunsch und Verbot, durch den das sexuelle Verlangen gezügelt wurde. Die Jungen von heute kennen diese Zügelung nicht mehr, zumindest nicht mehr in dem Ausmaß. Dadurch habe sich auch die Dranghaftigkeit verloren. Jungen binden heute auch sehr viel stärker als vor 20 Jahren Sexualität an Liebe, Beziehung und Treue. Sie benennen heute Liebe als wichtigsten Beweggrund für den ersten Geschlechtsverkehr. Sie verlieben sich früher und bezeichnen ihre festen Freundschaften häufiger als Liebesbeziehungen. Romantisierende Vorstellungen sind auch heute noch bei den Mädchen stärker ausgeprägt als bei den Jungen, aber die Geschlechter haben sich in dieser Hinsicht angenähert.

Veränderungen bei den Mädchen. Die Mädchen übernehmen nach den Ergebnissen der Hamburger Untersuchung heute häufiger die Kontrolle in heterosexuellen Situationen und fordern mehr Selbstbestimmung in ihren Beziehungen. Das geht einher mit der Feststellung, daß Mädchen heute, wenn sie an ihr späteres Leben denken, die traditionelle Rollenverteilung in der Familie stärker ablehnen als 1970 und mit großer Mehrheit berufliche Selbständigkeit und gleiche Beteiligung beider Partner an Haushalt und Kindererziehung beanspruchen. Die Initiative zu sexuellen Handlungen wird 1990 deutlich häufiger als früher von den Mädchen aufgenommen. Gleichzeitig erleben sie aber ihre Sexualität heute weniger lustvoll und weniger aufregend als früher. Dieser Befund ist nicht leicht zu interpretieren. Einerseits könnte dies die Folge dessen sein, daß junge Mädchen sich heute wesentlich weniger verpflichtet sehen als früher, ihrem Partner sexuelle Erregung vorzumachen, daß sie also „ehrlicher“ und nach ihren Bedürfnissen bewußter sind, andererseits kann man diese Veränderung möglicherweise auch vor dem Hintergrund des „Geschlechterkampfes" sehen (s. S. 42). Vielleicht ist diese geringere Lust auch Ausdruck von „keine Lust auf das haben, was *er* will". Schmidt (1993b) meint, man könne die geringere sexuelle Lust der jungen Frauen auch als Ausdruck der Schwierigkeit sehen, sexuelle Spannungen und Leidenschaft unter den Bedingungen eines sexuellen Überangebotes zu entwickeln.

Der Wandel des Geschlechterverhältnisses. Jungen schätzen sich heute sexuell weniger triebhaft ein und romantisieren ihre Sexualität. Damit beginnen sie sich von traditionellen Konzepten männlicher Sexualität zu lösen und nähern sich weiblichen Idealen an. Die Mädchen andererseits sind offensiver geworden. Sie übernehmen häufiger die Initiative und die Kontrolle in sexuellen Beziehungen und beharren auf einer Autonomie in Partnerschaften. Sie sind also den Jungen gegenüber stärker geworden.

Abschließend stellt Schmidt fest: „Während Jugendliche der sechziger Jahre vom Zeitgeist der sexuellen Befreiung geprägt waren, ist es bei den heutigen Jugendlichen der Zeitgeist des Geschlechterkampfes, genauer, die Neuordnung des Geschlechterverhältnisses."

Auch heute gibt es noch Unterschiede zwischen Berufsschülern, die oft aus niederen sozialen Schichten stammen, und Jugendlichen aus höheren Schichten, die vorwiegend auf weiterführende Schulen gehen: die Berufsschülerinnen und -schüler werden früher sexuell aktiv. Sie haben auch häufiger traditionelle Vorstellungen von Ehe und Familie, zumindest die männlichen Berufsschüler (Neubauer, 1990).

Die Gründung einer Familie

Wenn sich aus der partnerschaftlichen Zweierbeziehung eine familiäre Dreierbeziehung entwickeln soll, ändert sich vieles. Oft sind beide Partner berufstätig, verdienen gemeinsam gut und haben sich einen Lebensstandard erarbeitet, den man beibehalten will. Die Freizeit ist ausgefüllt mit gemeinsamen und getrennt ausgeübten Hobbys, die man nicht missen möchte. Es gibt einen großen Freundeskreis, der gepflegt werden soll. Die

Partnerschaft ist häufig eine gewachsene Beziehung zwischen zwei sehr selbständigen Personen, die Wert darauf legen, daß sie ein großes Maß an Selbständigkeit und Unabhängigkeit beibehalten können. In diese Zweierbeziehung tritt bei Familiengründung eine dritte, völlig abhängige Person ein, die über längere Zeit rund um die Uhr zu betreuen und zu versorgen ist. Das muß zu einer Neuverteilung der Aufgaben in der jungen Familie führen. Die Gleichheit von Mann und Frau ist bedroht. Es kann leicht passieren, daß die junge Familie sehr rasch bei der traditionellen Ehekonstellation angelangt ist, die sie für überwunden gehalten hatte: Die Frau ist zu Hause und versorgt Haushalt und Kind, und der Mann baut an seiner beruflichen Karriere. Es ist anstrengend, dem entgegenzuwirken; in vielen Partnerschaften aber lohnt es sich. Die Entwicklung der Zweier- zur Dreierbeziehung verändert auch grundsätzlich die Qualität der Partnerschaft. Man ist nicht mehr nur der Partner des anderen in einer Liebesbeziehung, man ist auch die Mutter bzw. der Vater des Kindes. Viel Liebe, viel Zuwendung geht zu dem neuen Familienmitglied. Vor allem in den ersten Monaten nach der Geburt fühlen sich die jungen Väter manchmal benachteiligt gegenüber dem Neugeborenen. Wenn man darüber spricht, müssen sich diese Neuorientierungen nicht störend auf die Sexualität auswirken. Es kommt hinzu, daß die Partner nicht mehr so spontan ihren Wünschen nach sexuellem Kontakt nachkommen können. Vielleicht muß gerade das Baby versorgt werden; und die Nächte in den ersten Monaten sind nicht ungestört. Das Bedürfnis nach Schlaf kann dann größer sein als der Wunsch nach Zärtlichkeit und sexuellem Kontakt. Wenn man darüber spricht und Verständnis füreinander aufbringt, wird normalerweise die Freude über den Nachwuchs diese Belastung mehr als wettmachen.

Für die Frau bedeutet eine Schwangerschaft und die Aufzucht eines Kindes zumindest vorübergehendes Aussetzen ihrer beruflichen Tätigkeit. In Abhängigkeit von ihrem beruflichen Engagement und den Möglichkeiten eines Wiedereinstiegs mag ihr das leicht oder nicht so leicht fallen. Hat sie große Schwierigkeiten damit, kann es sich belastend auf die Partnerschaft und die partnerschaftliche Sexualität auswirken.

Langdauernde Beziehungen

Die Sexualität ist oft der Spiegel der Qualität einer partnerschaftlichen Beziehung. So, wie die anfänglich vielleicht stürmische Partnerschaft sich langsam zu einer ausgeglichenen Beziehung entwickeln kann, wird sich auch die Qualität der Sexualität verändern: die Kontakte sind dann nicht mehr so erregend. Es spielt sich meistens ein beide Partner befriedigendes Gleichmaß ein. Bedenklich ist die Entwicklung einer sexuellen Monotonie mit nachlassendem sexuellen Interesse. Sie ist sehr häufig Ausdruck einer monotonen Partnerschaft. Die Wiederbelebung der Beziehung über den Aufbau einer positiven Spannung, über gemeinsame Interessen und gemeinsames Ausbrechen aus der Eintönigkeit des Alltags wird auch zu einer Wiederbelebung der partnerschaftlichen Sexualität führen. Manche suchen die Lösung in einem kurzfristigen Verhältnis zu einem fremden Sexualpartner. Ein neuer Partner wirkt aber nur vorübergehend erregend für die sexuellen Kontakte in der eigenen Beziehung. Das kurze außerpartnerschaftliche Verhältnis kann Anlaß sein, in der eigenen Beziehung etwas zum Positiven zu verändern; der Ausbruch kann auch eine erhebliche Krise verursachen, denn nicht jeder Partner akzeptiert ihn. Länger dauernde sexuelle Beziehungen zu einem anderen Partner sind meistens ein Zeichen einer gestörten Partnerschaft.

Die Sexualität im höheren Lebensalter

Die Sexualität hat keine Altersgrenze; sie wird aber im höheren Lebensalter häufiger als Ausdruck partnerschaftlicher Zuneigung, als Befriedigung des Bedürfnisses nach Nähe und Zärtlichkeit erlebt. Ältere Menschen sind sexuell aktiv: 82 % der Männer und 64 % der Frauen einer Gruppe von 202 gesunden Personen mit einem Durchschnittsalter von 86 Jahren hatten zärtliche Kontakte, 63 % der Männer und 30 % der Frauen

Geschlechtsverkehr. Sowohl das Sexualverhalten als auch die physiologischen Reaktionen auf sexuelle Stimulierung und die Einstellung zur Sexualität verändern sich im höheren Lebensalter.

Sexuelle Aktivität. Die Untersuchungen von Kinsey (1948) ergaben einen Durchschnittswert für die sexuelle Gesamttriebbefriedigung älterer Männer (Häufigkeit von Ejakulationen durch jede Form sexueller Betätigung) von 1,8 pro Woche mit 50 Jahren, 1,2 pro Woche mit 60 Jahren und 0,7 pro Woche mit 70 Jahren. Im Vergleich zu anderen Autoren gehören die Daten von Kinsey zu den eher hohen Zahlen. Frauen erreichen in der Regel ihr Maximum sexueller Aktivität um das 30. Lebensjahr und halten sehr lange relativ unverändert dieses Niveau. Ein späteres Nachlassen ist zumeist Folge mangelnder Aktivität des Mannes: 50- bis 60jährige Frauen, die mit deutlich älteren Männern verheiratet waren, gaben eine signifikant geringere Häufigkeit sexueller Kontakte an als Frauen der gleichen Altersgruppe, die mit jüngeren oder gleichaltrigen Männern verheiratet waren.

Eine Reihe von Faktoren nehmen auf die sexuelle Aktivität im Alter Einfluß. Im Vordergrund stehen der körperliche und psychische Gesundheitszustand, das Alter des Partners, die eigene frühere sexuelle Aktivität und der Familienstand. Im Jahre 1960 wurden 250 Frauen und Männer im Alter zwischen 60 und 93 Jahren befragt. Knapp die Hälfte dieser Gruppe (101 Personen) waren alleinstehend, geschieden oder – vorwiegend – verwitwet. Von diesen Personen gaben noch 7% sexuelle Kontakte an. Die übrigen Personen (149) lebten mit einem Partner fest zusammen. Von ihnen waren noch über die Hälfte (54%) einmal monatlich bis zu dreimal wöchentlich sexuell aktiv. Hier ließ die Häufigkeit sexueller Kontakte erst deutlich nach dem 75. Lebensjahr nach. Daraus läßt sich schlußfolgern: Wenn Möglichkeiten zu sexuellen Kontakten bestehen, werden sie auch im Alter wahrgenommen. Es ist jedoch selten, daß noch sexuelle Kontakte aufgenommen werden, wenn keine feste Partnerschaft besteht.

1981 untersuchte Martin 181 gesunde Männer im Alter zwischen 60 und 79 Jahren, die in festen Partnerschaften lebten. Er ließ sie ihre durchschnittliche Häufigkeit sexueller Kontakte für zwei Altersbereiche (20. bis 39. und 40. bis 59. Lebensjahr) einschätzen und verglich diese Durchschnittswerte mit der jetzigen Frequenz. Männer mit geringer sexueller Aktivität in ihren früheren Lebensjahren waren auch weiterhin die sexuell am wenigsten Aktiven. Außerdem sank bei ihnen die Häufigkeit sexueller Aktivitäten sehr viel stärker ab. Die während früherer Lebensabschnitte sexuell aktivsten Männer blieben auch im höheren Lebensalter die aktivsten. Einige Männer berichteten über leichte Erektionsschwierigkeiten, die jedoch in der Regel von ihnen selbst und ihren Partnerinnen als übliche Altersveränderungen akzeptiert wurden.

Veränderungen in der Sexualphysiologie. Wesentliche Erkenntnisse zu diesem Thema haben Masters und Johnson (1970) mit ihren Untersuchungen geliefert. Im Vergleich zu Männern vor dem 50. Lebensjahr tritt beim älteren Mann die Gliedsteife während der Erregungsphase erst nach längerer Stimulierung auf. Sie ist dann meist von geringerer Stärke. Diese abgeschwächten Erektionen sind in der Plateauphase länger zu halten. Der Prozeß des Samenausstoßes wird besser kontrollierbar. Der größte Unterschied besteht hinsichtlich der Orgasmusphase. Die zwei Stufen dieses Geschehens, die der jüngere Mann deutlich differenzieren kann, sind im höheren Lebensalter kaum mehr voneinander zu trennen. Die erste Stufe (er spürt die Ejakulation kommen) ist entweder sehr kurz oder sehr stark verlängert, die Ejakulation (Samenerguß) an sich (2. Stufe) ist weniger vehement, die Ejakulatmenge nimmt ab. Das Orgasmuserleben ist davon allerdings nur wenig beeinflußt. In der Rückbildungsphase klingt die Gliedsteife viel rascher ab als in jüngeren Jahren und die Refraktärzeit (bis eine neue Erektion möglich ist) ist wesentlich länger. Die deutlichste Veränderung in bezug auf die Sexualphysiologie des Mannes im höheren Lebensalter ist das nachlassende Bedürfnis, einen Samenerguß zu erreichen.

Auch bei Frauen über 50 Jahren treten bestimmte altersbedingte Veränderungen auf. Bei ihnen setzt das Feuchtwerden der Scheide während der Erregungsphase wesentlich später ein als in jungen Jahren. Grund hierfür ist eine beginnende Atrophie der Scheidenwand, so daß die Transsudation (Flüssigkeitsabsonderung) erschwert ist. In der Folge ist auch die Dehnbarkeit der Scheide eingeschränkt. Weiterhin können im hohen Lebensalter (über 60 Jahre) die kleinen Schamlippen leicht schrumpfen, was zu einer verstärkten Schmerzempfindlichkeit der Klitoris führen kann. Im übrigen bleibt deren Sensibilität aber unverändert erhalten. Die Orgasmusphase ist im Alter in der Regel wesentlich verkürzt. Es können (selten) schmerzhafte Muskelkontraktionen während des Orgasmus auftreten. Die Rückbildung der sexuellen Erregung tritt sehr rasch ein. Insgesamt verläuft die Veränderung der Sexualphysiologie im höheren Lebensalter bei Mann und Frau parallel.

Einstellung zur Sexualität. Hierzu hat Schneider (1980) mit Fragebögen 285 Personen befragt, die älter als 45 Jahre waren. Er unterteilte seine Untersuchungspersonen in eine jüngere (45–64 Jahre) und eine ältere Gruppe (über 64 Jahre). Für die Gruppe der Jüngeren hatte der Geschlechtsverkehr die höchste Bedeutung für das Erleben von Sexualität, gefolgt – in weitem Abstand – von den Dimensionen Zärtlichkeit und Zufriedenheit, also von Dimensionen, die besonders liebevolle Zuneigung zueinander ausdrücken. Bei der älteren Gruppe dagegen stand die Dimension Zärtlichkeit an erster Stelle der Bedeutung für das Erleben von Sexualität, gefolgt von der Dimension Zufriedenheit. Erst an dritter Stelle folgte der Geschlechtsverkehr. Der Koitus hat demnach im höheren Lebensalter bei weitem nicht mehr die zentrale Bedeutung wie in jüngeren Jahren, während die Bereiche Zärtlichkeit und allgemeine Zufriedenheit sehr viel wichtiger geworden sind. Die Qualität des Partnerschaftsverhältnisses, also die Liebe zueinander, hat somit im höheren Lebensalter für den sexuellen Bereich eine deutlich größere Bedeutung.

II. Sexuelle Funktionsstörungen und ihre Behandlung

Um Ursachen und Therapie sexueller Störungen zu beschreiben, genügt das übliche medizinische Krankheitsmodell nicht, weil es die wichtigen psychischen und psychosozialen Aspekte nicht berücksichtigt. Deshalb ist es auch nicht möglich, von gesunder und kranker Sexualität zu sprechen. Das Modell ist schon bei den Männern unzureichend, obwohl hier zumindest deutlich sichtbare (erkennbare) Symptome bestehen, wenn die Sexualität gestört ist, z.B. das vorzeitige Nachlassen der Gliedsteife oder der vorzeitige Samenerguß. Bei Frauen fehlen häufig klar definierbare Ausfälle, und wenn sie bestehen, sind die Übergänge zur Normalität äußerst fließend. Es erscheint deshalb sinnvoller, von gestörter und ungestörter Sexualität zu sprechen. Damit kann dem Umstand Rechnung getragen werden, daß eine Person ein bestimmtes sexuelles Erleben als normal, ungestört empfindet, eine andere schon nicht mehr; durch die Unterscheidung in gestört und ungestört bleibt also die „subjektive Grenzziehung“ erhalten. Die Begriffe kranke und gesunde Sexualität implizieren dagegen eine nicht existierende scharfe Grenze. Die fließenden Übergänge erschweren aber die Entscheidung, ob eine bestimmte Problematik der Behandlung oder vielleicht nur einer Beratung über die große Variationsbreite „normaler“ Sexualität bedarf. Für diese Entscheidung ist ein Bezugsrahmen nötig. Er läßt sich am besten herstellen durch die Kenntnis der bereits beschriebenen normalphysiologischen Vorgänge und des ebenfalls schon dargestellten üblichen Sexualverhaltens.

1. Beschreibung der Störungen

Auf Vorschlag von Volkmar Sigusch werden als *sexuelle Funktionsstörungen* im Sinne eines Oberbegriffs alle Beeinträchtigungen der sexuellen Funktionen bezeichnet, unabhängig von ihrer angenommenen oder nachgewiesenen Genese; *sexuelle Dysfunktionen* sind jene Störungen, bei denen eine vorwiegen-

Tabelle 1: Funktionelle Sexualstörungen in den verschiedenen Phasen der sexuellen Interaktion (angelehnt an Arentewicz u. Schmidt, 1993)

<table>
<tr><th>Phasen</th><th>Störungen beim Mann</th><th>Störungen bei der Frau</th></tr>
<tr><td>1. Appetenz</td><td colspan="2">Anhaltend stark herabgesetzte oder aufgehobene sexuelle Lust</td></tr>
<tr><td rowspan="2">2. Erregung</td><td>Erektionsstörungen:
Gliedsteife nicht ausreichend für befriedigenden Geschlechtsverkehr</td><td>Erregungsstörungen:
Erregung nicht ausreichend für befriedigenden Geschlechtsverkehr
Vaginismus (Scheidenkrampf):
Einführung des Penis durch krampfartige Verengung des Scheideneingangs gar nicht oder nur unter Schmerzen möglich</td></tr>
<tr><td colspan="2">Schmerzhafter Geschlechtsverkehr:
Schmerzen im Genitalbereich während oder unmittelbar nach dem Koitus</td></tr>
<tr><td>3. Orgasmus</td><td>– Vorzeitiger Samenerguß schon vor dem Einführen des Penis in die Scheide, beim Einführen oder unmittelbar danach
– Verzögerter oder ausbleibender Samenerguß trotz voller Erektion
– Samenerguß ohne Lust und Orgasmusgefühl</td><td>Orgasmusschwierigkeiten:
Orgasmus nie oder nur sehr selten</td></tr>
<tr><td>4. Entspannung</td><td colspan="2">Nachorgastische Verstimmung:
Gereiztheit, innere Unruhe, fehlende Entspannung</td></tr>
</table>

de oder ausschließliche körperliche Ursache gesehen wird, und unter *funktionellen Sexualstörungen* werden Beeinträchtigungen verstanden, die als psychisch bedingt angenommen werden. Die sexuellen Funktionsstörungen werden genauer definiert als jene Beeinträchtigungen im sexuellen Verhalten, Erleben und in den physiologischen Reaktionsweisen, die eine für beide Partner befriedigende sexuelle Interaktion behindern oder unmöglich machen. Früher wurden diese Störungen pauschal als Impotenz beim Mann oder Frigidität bei der Frau bezeichnet – aus heutiger Sicht völlig unzureichende, sogar irreführende Bezeichnungen. Unter praktischen, therapierelevanten Gesichtspunkten hat es sich bewährt, die sexuellen Störungen nach *inhaltlichen* und *formalen* Gesichtspunkten näher zu beschreiben. Wir werden zunächst einen Überblick geben und anschließend auf die Störungsbilder genauer eingehen.

Inhaltlich lassen sich sexuelle Funktionsstörungen danach unterscheiden, in welcher Phase des sexuellen Erlebens sie auftreten (Tabelle 1). In der ersten Phase, der Appetenzphase, können sich Störungen in stark herabgesetzter oder aufgehobener sexueller Lust äußern. Während der Erregungsphase können beim Mann Störungen der Gliedsteife (Erektionsstörungen), bei der Frau Erregungsstörungen mit herabgesetzter oder aufgehobener Lubrikation (Feuchtwerden der Scheide), ein Scheidenkrampf (Vaginismus) oder – häufiger bei der Frau als beim Mann – Schmerzen beim Verkehr auftreten. In der Orgasmusphase kann der Mann einen vorzeitigen oder verzögerten Samenerguß erleben oder das Ausbleiben eines Samenergusses bzw. eines Orgasmus, einen Orgasmus ohne Samenerguß oder einen Samenerguß ohne Orgasmus. Bei Frauen kommen ebenfalls verschiedenste Formen von Orgasmusstörungen vor. Die sogenannten nachorgastischen Verstimmungen treten in der Rückbildungsphase auf.

Formale Beschreibungskriterien sind u. a. die Häufigkeit des Auftretens der sexuellen Problematik, die Umstände sowie die Dauer und der Schweregrad. Einige Merkmale sind herauszuheben, da sie Hinweise auf mögliche Ursachen geben.

Primär – sekundär. Primär ist eine Störung, die von Beginn der sexuellen Aktivität an besteht; sekundär eine Störung, die nach einer symptomfreien Phase beginnt. Sekundäre Störungen sind meistens verursacht durch körperliche oder psychische Probleme, die erst zur Zeit des Auftretens der sexuellen Schwierigkeiten wirksam werden.

Durchgängig – situationsabhängig. Situationsabhängige Störungen treten bei bestimmten sexuellen Aktivitäten auf, bei anderen nicht. So kann eine Störung nur beim Koitusversuch, nicht aber bei der Masturbation vorkommen, oder Störungen der Gliedsteife sind nur vorhanden bei Partnerkontakt, während nächtliche Erektionen, morgendliche Erektionen und die Gliedsteife bei der Selbstbefriedigung ungestört sind. Diese Situationsabhängigkeit ist ein sehr deutlicher Hinweis auf eine psychisch bedingte Problematik. Als durchgängig werden solche Störungen bezeichnet, die bei jeder Form einer sexuellen Aktivität auftreten, z. B. also Störungen der Gliedsteife sowohl nachts, frühmorgens, bei der Masturbation als auch beim Partnerkontakt. Das spricht sehr viel mehr für eine körperliche Ursache.

Partnerabhängig – partnerunabhängig. Partnerabhängige Störungen, also Störungen, die nur bei einem bestimmten Partner auftreten, beim anderen aber nicht, sind ein sehr starkes Indiz für eine Partnerproblematik, die speziell mit der einen Partnerschaft zusammenhängt, in der die Problematik auftritt. Partnerunabhängige Störungen haben dann eher ihre Ursache in einer Problematik, die den Träger der Symptomatik selbst betrifft.

Störungen bei Männern

Sexuelle Inappetenz. Männer mit dieser Störung erleben unterschiedlich stark ausgeprägte Gefühle von sexueller Lustlosigkeit, sexueller Desinteressiertheit bis zu einer ausgesprochenen Aversion, die zum Vermeiden sexueller Situationen führen kann. Die Ursachen können vielfältig sein; häufig ist es eine Partnerproblematik. Das äußert sich dann oft in mürrischer Zurückweisung des Partners oder auch als freundliches Sich-

Entziehen. Im Laufe der Zeit wird der andere Partner immer bedrängender, und das kann den Rückzug und die sexuelle Lustlosigkeit noch verstärken. Fehlt schon immer die sexuelle Lust oder hat sich das sexuelle Interesse sehr spät und nur sehr schwach entwickelt, dann können das Hinweise auf eine körperliche Problematik, z.B. auf chromosomale oder hormonelle Störungen sein.

Störungen der Gliedsteife. Der Penis wird bei einem Koitusversuch nicht steif, oder die Gliedsteife ist für einen befriedigenden Geschlechtsverkehr nicht stark genug oder sie hält nicht lange genug an. Sehr häufig ist das Glied während des Vorspiels noch wesentlich steifer, läßt dann aber im Moment der versuchten Vereinigung ganz deutlich nach. Das ist meist ein starker Hinweis auf eine psychisch bedingte Problematik. Entwickelt sich während eines Koitusversuches die Gliedsteife nur sehr schwach, ist sie nur sehr schwankend vorhanden oder kommt gar nicht zustande und besteht zusätzlich diese Symptomatik „durchgängig" (s. S. 56), dann ist eher an eine körperliche Verursachung zu denken. Das Gegenteil zum Symptom der ungenügenden Gliedsteife ist der sogenannte Priapismus, die starke, über lange Zeit fortbestehende Gliedsteife, die schließlich sogar schmerzhaft werden kann. Priapismus war lange ein seltenes Symptom, ist aber in letzter Zeit häufiger geworden als Folge einer neuentwickelten Behandlungsmethode, der sogenannten Schwellkörper-Autoinjektionstherapie (SKAT, s. S. 89). Diese Problematik ist fast immer körperlich verursacht.

Männer leiden oft ganz erheblich unter länger bestehenden Erektionsstörungen. Sie werden oft als Symbol einer ganz allgemeinen „Unmännlichkeit" empfunden. Das drückt sich ja auch in umgangssprachlichen Formulierungen aus, wie z.B. in der Bezeichnung „Schlappschwanz". Die Angst vor der Blamage bei sexuellen Kontakten mit der Partnerin läßt bei Männern mit Erektionsstörungen sehr rasch ein Vermeiden sexueller Situationen aufkommen (s. S. 82).

Schmerzen beim Geschlechtsverkehr (Dyspareunie, Algopareunie). Schmerzen zu Beginn oder während des Geschlechtsverkehrs treten bei Männern sehr selten auf. Sie werden meistens an der Penisspitze, an der Eichel, empfunden. Gibt es hierfür keine körperliche Ursache wie z. B. eine Phimose (zu enge Vorhaut), dann ist es meistens eine Überempfindlichkeit der Eichel bzw. eine starke Angst vor der Berührung der Eichel.

Störungen beim Samenerguß. Die verschiedenen Formen von Ejakulationsstörungen, die in der Orgasmusphase des Mannes auftreten, können grob unterteilt werden in Störungen, in denen zeitliche Veränderungen des Ejakulationsprozesses auftreten, und in solche, in denen der Ejakulationsprozeß selbst gestört ist. Störungen der ersten Art sollte man als Orgasmusstörungen des Mannes bezeichnen, da der Ejakulationsprozeß selbst nicht verändert ist und die vorzeitige oder verspätete Ejakulation nur ein äußeres Zeichen des zeitlich veränderten Orgasmuserlebens ist.

Zu den zeitlichen Veränderungen gehören:

Vorzeitiger Samenerguß (Ejaculatio praecox). Manche Männer erleben einen schnellen Geschlechtsverkehr als sehr befriedigend. Wenn sie keine Schwierigkeiten haben, den Zeitpunkt des Orgasmus zu steuern, dann ist das keine Ejaculatio praecox. Wenn auch die Partnerinnen diese Form sexuellen Kontaktes wünschen, wird daraus kein sexuelles Problem. Die Übergänge vom rasch erlebten Geschlechtsverkehr zur vorzeitigen Ejakulation sind fließend. Eindeutig ist die Situation, wenn die Ejakulation vor dem Einführen in die Scheide erfolgt. Es ist jedoch häufiger, daß der Samenerguß kurz nach der Einführung erfolgt. In der Forschungsliteratur haben verschiedene Autoren die Häufigkeit von Koitusbewegungen oder die Zeitdauer von der Vereinigung bis zum Samenerguß als Richtschnur für die Diagnose genommen und damit sehr mechanistische Definitionen geschaffen. Am besten definiert man die Ejaculatio praecox bzw. den vorzeitigen Orgasmus des Mannes als eine Störung, bei der der Patient kaum oder keine Kontrolle mehr über den zeitlichen Ablauf des Ejakulationsprozesses verspürt, er also den Zeitpunkt der Ejakulation nicht steuern kann.

Der vorzeitige Samenerguß ist vom Lebensalter abhängig.

Sexuell unerfahrene junge Männer erleben ihn oft zu Beginn einer sexuellen Beziehung. Die Symptomatik kann sich in der länger bestehenden Partnerschaft verlieren. Im höheren Lebensalter wird die vorzeitige Ejakulation in der Regel seltener.

Stark verzögerter oder ausbleibender Orgasmus (Anorgasmie des Mannes). Diese Symptomatik ist selten: es kommt erst nach sehr langem Geschlechtsverkehr oder überhaupt nicht zum Samenerguß. Der Versuch, ihn zu erreichen, kann in körperlicher Erschöpfung enden. Diese Problematik kann Ausdruck einer Gehemmtheit sein, sie kann auch durch verschiedene Pharmaka, insbesondere Psychopharmaka, und Alkohol verursacht werden. Eine verzögerte oder gelegentlich ausbleibende Ejakulation ist im höheren Lebensalter ein nicht seltenes normales Ereignis (s. S. 51).

Zu den Veränderungen des Ejakulationsprozesses gehören:

Retrograde Ejakulation, „trockener Orgasmus". Bei dieser Störungsform erreicht der Mann den Orgasmus zur gewünschten Zeit, aber die Ejakulation bleibt aus, allerdings nur scheinbar. Sie erfolgt retrograd in die Harnblase. Das kann leicht durch eine Urinuntersuchung festgestellt werden. Die retrograde Ejakulation ist in aller Regel organisch bedingt. Sie kann auftreten nach Operationen im Gebiet der Harnblase (z.B. Prostata-Adenom) oder bei Männern mit einem Diabetes mellitus. Ein Mann mit einer retrograden Ejakulation ist nicht zeugungsunfähig. Es gibt heute Möglichkeiten, den Samen aus dem Urin des Mannes zu isolieren und mit dem so gewonnenen Ejakulat eine künstliche Befruchtung zu erreichen. Männer mit einer retrograden Ejakulation können also Väter werden. Allerdings muß in aller Regel der Versuch der künstlichen Befruchtung mehrmals unternommen werden.

Ejakulation ohne Orgasmus. Auch diese Symptomatik ist selten. Die Männer empfinden beim Samenerguß kein Lust- oder Befriedigungsgefühl. Der Übergang zum sogenannten Samentröpfeln ohne Orgasmus (Spermatorrhoe), einer sehr seltenen körperlich bedingten Symptomatik, ist fließend.

Störungen bei Frauen

Sexuelle Luststörungen (Appetenzstörungen). Sie sind sehr häufig. Die Frauen berichten, bei sexuellen Kontakten gelegentlich durchaus einen Orgasmus zu erleben, aber dennoch insgesamt ein sehr geringes Interesse an der Sexualität zu haben. Sie könnten ohne weiteres auf die Sexualität völlig verzichten. Trotz positiver Erfahrungen ist das Verhalten dieser Frauen häufig von sexuellen Vermeidungstendenzen gekennzeichnet, die sich, je länger der letzte Koitus zurückliegt, immer mehr verstärken. Zärtlichkeiten werden zurückgewiesen, und im weiteren Verlauf kommt es zu Ekelgefühlen beim Geschlechtsverkehr und schließlich zum Ekel vor allem Sexuellen. Diese Gefühle dürften sekundär als Folge der primär vorhandenen sexuellen Unlust entstehen. Im Extremfall vermeiden diese Frauen jegliche Berührung und Zärtlichkeit und entwickeln Angstgefühle, depressive Verstimmungen und die verschiedensten psychosomatischen Beschwerden. Die Ursachen hierfür sind äußerst vielfältig. Es kann körperliche Gründe geben wie Hormonstörungen, Nebenwirkungen von Pharmaka, oder psychische Ursachen. Diese können in einer gestörten Partnerbeziehung zu suchen sein, in Problemen mit der eigenen Persönlichkeit oder der eigenen Geschlechtsrolle, oder die Unlust ist die Folge einer anderen sexuellen Funktionsstörung. Wird z. B. sexueller Kontakt aufgrund einer Erregungs- oder Orgasmusstörung immer unbefriedigend erlebt, dann verliert man im Laufe der Zeit auch die Lust daran.

Von der beschriebenen Form der Luststörung abzugrenzen sind verschiedene Erscheinungsbilder reduzierten sexuellen Interesses, die nicht als eine gestörte Funktion angesehen werden müssen. Wie bei den Männern gibt es auch Frauen, deren sexuelles Interesse nie sonderlich stark war. Sie sind aber mit ihrem eher geringen sexuellen Interesse zufrieden. Probleme tauchen auf, wenn sich in einer Partnerschaft große Diskrepanzen auftun zwischen dem Ausmaß sexuellen Interesses der beiden Partner. Geringes sexuelles Interesse kann auch Ausdruck eines Protestes im Rahmen des „Geschlechterkampfes“ sein. Die reduzierte Sexualität ist dann Ausdruck einer Protesthaltung im Sinne eines „so nicht“ (s. S. 42).

In manchen Lebensphasen kann eine physiologische Lustreduktion auftreten, vor allem im Wochenbett und kurz danach, bei manchen Frauen auch in bestimmten Phasen der Schwangerschaft. Schließlich gibt es auch, wie bei Männern, die bewußt herbeigeführte sexuelle Askese über längere Zeit. Es wäre jedoch falsch, hier von sexueller Lustlosigkeit zu sprechen; es ist bewußt herbeigeführte sexuelle Enthaltsamkeit.

Erregungsstörungen. Während der sexuellen Stimulierung entwickelt sich die sogenannte Lubrikations-Schwell-Reaktion ungenügend oder sie kommt überhaupt nicht zustande, das heißt, die Scheide wird ungenügend oder überhaupt nicht feucht, und die Schamlippen schwellen kaum oder gar nicht an, trotz sexueller Erregung. Die individuellen Unterschiede in dieser Lubrikationsreaktion sind groß. Manche Frauen reagieren langsamer und weniger stark als andere. Das völlige Ausbleiben geht mit einem Gefühl der Enttäuschung über die fehlende körperliche Reaktion einher und beeinträchtigt meist das sexuelle Erleben erheblich: Wird dennoch sexueller Kontakt aufgenommen, so kann er wegen der geringen oder fehlenden Lubrikation schmerzhaft sein. Es können aber auch die üblichen körperlichen Reaktionen auf sexuelle Stimulierung eintreten, die Frau spürt jedoch subjektiv keine sexuelle Erregung. Dabei werden die körperlichen Reaktionen durchaus wahrgenommen. Diese Frauen sagen oft: „Ich spüre, daß mein Körper reagiert, aber ich empfinde nichts dabei.“ Das ist ganz offensichtlich eine Abwehr sexuellen Erlebens. Isolierte sexuelle Erregungsstörungen sind selten. Sie sind oft kombiniert mit Störungen der sexuellen Appetenz und mit Orgasmusstörungen. Da diese sowohl Ursache als auch Folge von Erregungsstörungen sein können, ist die Abgrenzung der Störungsbilder voneinander oft schwierig und künstlich.

Scheidenkrampf (Vaginismus). Der Scheidenkrampf ist eine unwillkürliche und reflexartige Verkrampfung der Beckenbodenmuskulatur und des äußeren Drittels der Scheide; die Verkrampfung tritt beim Koitusversuch auf. Die Einführung des

Penis kann dadurch völlig unmöglich werden. Solange der Partner Gesicht und Brust der Frau streichelt, kann sich ihre sexuelle Erregung ganz normal entwickeln. Will er jedoch das Genitale in das Liebesspiel mit einbeziehen, kommt es meist unvermittelt zu der reflexartigen Verkrampfung, die von einem sofortigen Abfall des Erregungszustandes begleitet wird. Stimulierungen der Klitoris werden fast ausschließlich oral, evtl. noch manuell akzeptiert. Durch solche Techniken kann auch vielfach ein Orgasmus erreicht werden. Im Gegensatz zu anderen sexuellen Funktionsstörungen der Frau greift diese sexuelle Störung sehr selten auf andere sexuelle Funktionsbereiche über: Die sogenannte Generalisierung bleibt aus. Wir finden bei den meisten Frauen mit dieser Problematik eine ungestörte Orgasmusfähigkeit. Die Verkrampfung kann unterschiedlich stark sein. In ausgeprägten Fällen ist der Frau nicht einmal das Einführen ihres Fingers oder eines Tampons möglich, auch eine gynäkologische Untersuchung ist dann nicht durchführbar. Der Scheidenkrampf ist fast ausschließlich psychisch bedingt.

Schmerzen beim Verkehr (Algopareunie, Dyspareunie). Bei dieser Störungsform besteht am ehesten die Wahrscheinlichkeit körperlicher Ursachen. Man nimmt an, daß etwa in der Hälfte aller Fälle organische Ursachen maßgebend sind. Dabei handelt es sich um verschiedene gynäkologische Probleme wie Vernarbungen, Entzündungen, Folgen gynäkologischer Operationen u.ä. Die Symptomatik ist unterschiedlich. Die Schmerzen treten beim Einführen des Penis z.B. als Brennen auf, sie werden am Scheideneingang verspürt oder als dumpfe Schmerzen im kleinen Becken, sie können bei stärkeren Beckenbewegungen auftreten, oder sie beginnen erst am Ende des Geschlechtsverkehrs. Die unterschiedliche Symptomatik kann für den Gynäkologen Richtschnur für die verursachende Problematik sein. Auch ein ungenügendes Feuchtwerden der Scheide, bedingt durch Hormonmangel oder Veränderungen der Scheidenschleimhaut, bereitet beim Verkehr Schmerzen.

Es mag sein, daß oft zu Unrecht eine psychische Ursache der Algopareunie angenommen wird. Es ist aber nicht selten, daß sich sekundär zur körperlich bedingten Störung eine psychische Problematik entwickelt. Primär organische Schmerzen beim Koitus können bei der Frau eine Erwartungsangst bedingen, die bei sexuellen Kontakten die sexuelle Erregung und damit eine genügende Lubrikation verhindert, zu einer inneren Abwehrhaltung gegenüber dem Sexualakt und schließlich zur Verkrampfung aus Angst vor dem Auftreten der Schmerzen führt. So wird der Koitus unter Umständen auch weiter schmerzhaft erlebt, obwohl die körperliche Ursache hierfür bereits beseitigt ist.

In etwa 50 % der Fälle sind die Schmerzen beim Geschlechtsverkehr allein psychisch bedingt. Meistens kann man folgende Ursache annehmen: Ist aus irgendeinem Grund die sexuelle Lust gering und es kommt dennoch zum Sexualakt, so wird er von der Frau wegen fehlender oder geringer Lubrikation der Scheide mit Schmerzen erlebt.

Orgasmusstörungen. Von Orgasmusstörungen sollte man nur sprechen, wenn der Orgasmus immer oder fast immer bei sexuellen Aktivitäten ausbleibt und die Frau darunter leidet. Frauen erleben sehr unterschiedlich häufig einen Höhepunkt bei sexuellen Kontakten. Das kann in hohem Maße situations- und stimmungsabhängig sein. Höchstens die Hälfte aller Frauen kommt immer oder fast immer beim Geschlechtsverkehr zum Orgasmus. Der subjektive Leidensdruck ist ebenfalls sehr unterschiedlich. Gelegentlich oder auch öfter ausbleibender Orgasmus wird in der Regel nicht als Problem erlebt und ist wohl auch keins, es sei denn, dieses Erleben wird sozusagen von außen zum Problem erklärt. Das kann zum einen durch den Partner geschehen, der das gelegentliche oder öftere Ausbleiben nicht in Ordnung findet, weil er vielleicht die Schuld hierfür bei sich sucht, sich evtl. in seiner Männlichkeit verletzt fühlt; oder das Problem kommt von den Frauen selbst, die sich an äußeren Normen orientieren, z.B. an übertriebenen, von den Medien weitergegebenen Leistungsnormen. Sie erleben sich dann im Vergleich hierzu als gestört und erleben sich unnötigerweise evtl. sogar als nicht vollwertige Frau.

Wir unterscheiden vollständige und koitale Orgasmusstörungen. Frauen mit vollständigen Orgasmusstörungen haben im Verlauf ihres sexuellen Lebens bisher niemals, weder beim Koitus noch bei der Selbstbefriedigung noch beim Petting mit einem Partner, einen Orgasmus erreicht. Die Intensität der Erregung im Verlauf sexueller Aktivitäten scheint individuell sehr unterschiedlich zu sein. Während manche Frauen kaum physische und/oder psychische Erregungszeichen zu schildern vermögen, berichten andere den typischen graduellen Anstieg der Erregung zu Beginn sexueller Aktivitäten, gefolgt von einer Phase gleichbleibender Erregung. Zu irgendeinem Zeitpunkt, häufig dann, wenn die Frauen glauben, jetzt müsse der Orgasmus kommen, geht die sexuelle Erregung langsam oder abrupt wieder zurück, und es bleibt ein Gefühl des Unbefriedigtseins. Sekundär können sich starke sexuelle Vermeidungstendenzen entwickeln bis hin zu einer völligen Blockierung der gesamten Sexualität.

Frauen mit einer koitalen Orgasmusstörung haben mehr oder weniger regelmäßig einen Orgasmus bei der Selbstbefriedigung, bei manueller Stimulierung der Klitoris durch den Partner (seltener) oder durch andere sexuelle Techniken, jedoch nicht beim Koitus. Trotz prinzipiell bestehender Orgasmusfähigkeit scheinen diese Frauen unter ihrer Problematik häufig in stärkerem Maße zu leiden als Frauen mit anderen sexuellen Problemen. Orgasmus beim Geschlechtsverkehr wird als die einzig richtige Befriedigung empfunden. Häufig sind diese Frauen sehr stark bestrebt, einen Orgasmus beim Koitus zu erleben, ohne daß andere mögliche Formen sexuell befriedigender partnerschaftlicher Kontakte akzeptiert werden können. In den Überlegungen zur Verursachung ist die frühere Unterscheidung zwischen einem „unreifen" klitoralen und einem „reifen" vaginalen Orgasmus von Bedeutung, die über Jahrzehnte vor allem die psychoanalytische Literatur zur Sexualität durchzog. Es wurde bereits darauf hingewiesen (s. S. 34), daß diese lange postulierte Unterscheidung wissenschaftlich nicht aufrechtzuerhalten ist. Physiologisch spielt sich beim Erleben des Orgasmus nach direkter Stimulierung der Klitoris das gleiche ab wie nach indirekter Stimulierung der Klitoris während des Geschlechtsverkehrs mit dem Penis in der Scheide. Beide Orgasmusformen sind also „normal". Helen Singer-Kaplan (1974) spricht von einer individuell unterschiedlichen Orgasmusschwelle bei Frauen; für manche Frauen reicht die indirekte Reizung der Klitoris, manche Frauen benötigen zusätzlich eine intensive direkte Klitorisstimulierung.

Das allein aber erklärt die koitale Orgasmusstörung nicht: diese Frauen erleben meistens auch mit zusätzlicher direkter Reizung der Klitoris keinen Höhepunkt. Es kommt noch eine Angst vor einer Art Kontrollverlust hinzu, eine Angst, beim Erleben des Orgasmus „das Gesicht zu verlieren". Frauen formulieren es so: „Was soll er denn von mir denken, wenn er mein im Orgasmus verzerrtes Gesicht sieht." Solange die Frau mit sich allein ist, z.B. bei der Masturbation, hat sie diese Sorge nicht und ist orgasmusfähig.

Zwischen den sexuellen Funktionsstörungen der Frau und des Mannes besteht ein wesentlicher Unterschied. Während die Störungen beim Mann sehr isoliert bestehen können, z.B. eine Störung der Gliedsteife bei sonst voll erhaltenen sonstigen sexuellen Funktionen, treten die Störungen bei der Frau sehr viel seltener isoliert auf. Die Symptomatik einer Störung ist die Folge oder auch die Ursache einer anderen, z.B. Orgasmusstörungen als Folge von Erregungsstörungen. Lediglich der Scheidenkrampf der Frau scheint eine Ausnahme zu sein.

Die Häufigkeit sexueller Funktionsstörungen

Es ist schwierig, einigermaßen verläßliche Angaben zur Häufigkeit sexueller Funktionsstörungen zu machen. Das hat mehrere Gründe. Es gibt insgesamt wenig Studien, die sich hiermit beschäftigt haben. In diesen Studien sind sehr unterschiedliche Klassifikationen benutzt worden, so daß sie schwer vergleichbar sind. Manche sind methodisch unzulänglich, weil sie über Personengruppen berichten, die man nicht als repräsentativ für die Allgemeinbevölkerung ansehen kann. Außerdem besteht beim Thema Sexualität sicher eine große sogenannte Dunkelziffer: Wir wissen nicht, wie groß die Gruppe derer ist, die ihre sexuellen Probleme nicht berichten. Die Zahlen, die uns bekannt sind, können also nur als Schätzwerte angesehen werden, die uns einen groben Eindruck über die Häufigkeit sexueller Funktionsstörungen vermitteln. Die genaue Zahl ist auch nicht so wichtig wie die Kenntnis, daß sexuelle Funktionsstörungen häufige Probleme sind.

Angenähert ergibt sich folgendes Bild:

Sexuelle Funktionsstörungen beim Mann:
Luststörungen 1–15 %
Erektionsstörungen 5–13 %
Vorzeitiger Samenerguß 4–15 %
Ausbleibender oder verzögerter Orgasmus 4–10 %

Sexuelle Funktionsstörungen bei der Frau:
Luststörungen 1–35 %
Orgasmusstörungen 5–25 %.

2. Körperliche Ursachen (Sexuelle Dysfunktionen)

Körperliche Ursachen – psychische Ursachen

Schaut man in die einschlägige Literatur, so findet man, daß die Angaben zum prozentualen Anteil körperlicher bzw. psychischer Ursachen sexueller Störungen von Autor zu Autor ganz erheblich schwanken. Das dürfte zumindest zwei Gründe haben:

1. *Patientenstichprobe.* Ein Chirurg sieht und beschreibt ein anderes Patientenklientel mit sexuellen Störungen als ein Psychiater; ein Psychotherapeut sieht andere sexuell gestörte Patienten als sein Kollege am Diabetikerzentrum. Weiterhin treten sexuelle Funktionsstörungen gehäuft in verschiedenen Altersgruppen auf. In der Gruppe der Männer ab ca. 50 Jahren sind körperliche Ursachen sexueller Störungen häufiger anzutreffen als z. B. bei den jüngeren Männern zwischen 18 und 30 Jahren.

2. *Multifaktorielle Bedingtheit.* Sexuelle Störungen sind nur in ganz seltenen Fällen durch eine alleinige Ursache zu erklären. Ich selbst kenne keinen einzigen Patienten, bei dem das so

war; immer ist ein Ursachenbündel anzutreffen. In diesem Ursachenbündel greifen häufig körperliche und psychische Bedingungen ineinander. Dann ist eine Entscheidung im Sinne eines „Entweder-Oder" gar nicht zu treffen.

Beispiele:

– In einer eigenen Untersuchung wurden bei Diabetikern mit Störungen der Gliedsteife erhebliche sexuelle Versagensängste festgestellt. Die psychische Komponente verstärkte deutlich die durch den Diabetes hervorgerufenen Erektionsstörungen.

– Sexuelle Störungen sind zunächst körperlich bedingt, bleiben aber über eine psychische Fixierung bestehen. Häufig spielt hier die Angst eine große Rolle, durch die physische und psychische Anstrengung bei sexuellen Kontakten die körperliche Gesundheit zu gefährden; so z. B. oft in der Rekonvaleszenz nach einem Herzinfarkt.

– Eine französische Arbeitsgruppe (Buvat et al. 1983) behandelte 23 erektionsgestörte Patienten mit röntgenologisch sichtbaren pathologischen Veränderungen der Beckenarterien konservativ mit Psychotherapie und gefäßerweiternden Mitteln. Nach sechs Monaten fanden sich leichte bis deutliche Besserungen, auch bei alleiniger Psychotherapie. Es ist deshalb ganz generell fraglich, ob eine nachgewiesene körperliche Störung auch die entscheidende Ursache für die außerdem festgestellte sexuelle Störung ist.

Dennoch: Sexuelle Störungen können vorwiegend körperlich verursacht oder mitbedingt sein, insbesondere die mit Schmerzen einhergehenden sexuellen Störungen der Frau und die sexuellen Störungen des älteren Mannes. Jeder Mensch mit einer sexuellen Funktionsstörung sollte deshalb gründlich ärztlich untersucht werden. Es hängt von der Symptomatik und dem sich daraus ergebenden Verdacht einer ursächlichen körperlichen Beteiligung ab, ob eine allgemeinärztliche Untersuchung ausreicht oder eine genauere evtl. sehr intensive fachärztlich internistische, andrologische, gynäkologische oder urologische Untersuchung notwendig ist.

Allgemeines zu den körperlichen Ursachen

Grundsätzlich kann jede schwere körperliche Krankheit über die dadurch bedingte allgemeine Schwäche zu sexuellen Störungen führen; das ist so selbstverständlich, daß hierauf nicht näher eingegangen werden muß. Schwierig ist es jedoch zu entscheiden, ob bei gleichzeitigem Bestehen einer Erkrankung und sexuellen Schwierigkeiten die Krankheit als alleinige Ursache der Sexualproblematik anzusprechen ist. Viele Erkrankungen entwickeln Folgekrankheiten, eine Zuckerkrankheit z. B. Durchblutungsstörungen; beides muß behandelt werden. Die sexuelle Störung kann dann durch den Diabetes, durch die Durchblutungsstörung oder durch die zur Behandlung benötigten Medikamente verursacht sein. Jede Krankheit hat eine unterschiedlich starke Auswirkung auf das psychische Erleben des Erkrankten, auf seine Partnerschaft und auf seine ökonomische Situation. Auch das wirkt sich auf das sexuelle Erleben aus. Es zeigt sich also erneut die Berechtigung, bei der Entstehung sexueller Funktionsstörungen von einem Ursachenbündel auszugehen.

Sexuelle Störungen sind gehäuft bei stark beeinträchtigenden chronischen Erkrankungen anzutreffen, wie z. B. bei ausgeprägten Lungenkrankheiten und noch mehr bei lebensbedrohlichen Erkrankungen wie schweren Herz-, Kreislauf- und Nierenkrankheiten. Hier spielt immer das Bewußtsein der konstanten schweren körperlichen Beeinträchtigung und Abhängigkeit von anderen bzw. die ständig vorhandene Sorge um die gesundheitliche Zukunft eine erhebliche Rolle und verändert das Allgemeinbefinden und damit auch das sexuelle Erleben.

Die wichtigsten nichtpsychischen Ursachen

Diabetes mellitus. Die männlichen Diabetiker leiden häufig unter sexuellen Störungen. Ca. 50 % der Männer haben Erektionsstörungen. Es ist nicht ganz klar, ob auch Frauen aufgrund ihres Diabetes bzw. seiner Folgekrankheiten und deren Behandlung vermehrt sexuelle Störungen entwickeln. Die sexuellen Probleme treten unabhängig von der Schwere oder der Dauer des Bestehens des Diabetes mellitus auf. Sie können gelegentlich sogar das erste Symptom eines Diabetes sein, das ein Patient bemerkt. Es ist nicht eindeutig, wodurch sich die sexuelle Symptomatik entwickelt. Hormonell ist sie nicht bedingt. Es gibt jedoch Hinweise auf eine krankhafte Störung der peripheren Nervenbahnen und des Gefäßsystems. Es ist auch bekannt, daß sexuelle Probleme häufiger bei Diabetikern auftreten, wenn sie zusätzlich stark rauchen oder einen Bluthochdruck haben. Das alles deutet auf Gefäßstörungen hin. Weiterhin gibt es deutliche Hinweise auf eine psychische Mitbeteiligung: Patienten, die Schwierigkeiten haben, ihre Erkrankung zu akzeptieren, deshalb zu depressiven Verstimmungen neigen oder über andere psychische Probleme berichten, geben gehäuft sexuelle Probleme an. Insgesamt können wir orientierend zwischen drei verschiedenen Ursachenkonstellationen unterscheiden:

– Akute diabetische Entgleisungen können zu den seltenen, vorübergehenden Erektionsstörungen führen, die oft mit Appetenzverlust einhergehen. Eine gute Einstellung des Diabetes beseitigt sie.

– Eine andere Form sind die bereits beschriebenen diabetesbedingten chronischen Erektionsstörungen, die häufigste Form sexueller Gestörtheit. Sie sind durch eine Therapie des Diabetes nicht zu beeinflussen; sie brauchen andere Behandlungen (s. S. 86 ff.).

– Auch ausschließlich psychisch bedingte Erektionsstörungen können in Form einer „Selbstprophezeiung“ auftreten, wenn der Patient sie mit großer Wahrscheinlichkeit erwartet. Sie sind psychotherapeutisch zu behandeln.

Herz-Kreislauf-Erkrankungen. Nach einem Herzinfarkt, einer Bypass-Operation oder nach einem leichteren Schlaganfall reduzieren 40 bis 70 % der Betroffenen deutlich ihre sexuelle Aktivität. Die sexuellen Störungen nehmen zu: Herabgesetztes sexuelles Interesse, Probleme mit der Gliedsteife und Schwierigkeiten, einen Orgasmus zu erreichen. Viele männliche Patienten hatten bereits vor diesem Ereignis Störungen der Gliedsteife aufgrund von Durchblutungsstörungen; das ist ein deutlicher Hinweis darauf, daß bei diesen Erkrankungen meistens das gesamte Gefäßsystem betroffen ist. Die sexuellen Störungen treten besonders bei sehr leistungsorientierten Personen auf und sind weiterhin abhängig davon, wie krank sich der Betroffene fühlt. Wenn es ihm gelingt, seine Erkrankung zu akzeptieren, die Zukunftsangst und -depression zu überwinden, und wenn er in der Lage ist, die Arbeit wieder aufzunehmen, werden meistens auch die sexuellen Störungen besser. Die depressiv-ängstliche Gestimmtheit verursacht wahrscheinlich das verminderte sexuelle Interesse; die Lust nimmt wieder zu, wenn man sich arrangiert hat.

Die partnerschaftliche Situation spielt eine zusätzliche Rolle. Übermäßige Ängstlichkeit des Partners vor den Folgen sexueller Aktivität bremst die Sexualität genauso wie gutgemeinte Überfürsorglichkeit. Es besteht die Gefahr, daß der gesunde Partner zu sehr in eine mütterliche und der Betroffene in eine kindliche Rolle gerät, insbesondere dann, wenn dazu beiderseits ohnehin eine Bereitschaft vorhanden ist. Dann wird der Betroffene für den gesunden Partner zu einem willkommenen Kindersatz, und der Betroffene übernimmt diese Rolle nur zu gern. Eine solche „Mutter-Kind-Beziehung“ erschwert die Aufnahme sexueller Kontakte.

Eine große Sorge ist die Angst vor dem sogenannten „Liebestod“. Sie ist sehr verbreitet, auch bei den gesunden Partnern. Es ist normal, daß bei sexueller Aktivität der Puls ansteigt und das Herz stärker schlägt. Aus der erwähnten Angst heraus werden diese aus physiologischen Gründen auftretende Pulsbeschleunigung und das verstärkte Herzklopfen sehr rasch als erste Anzeichen übermäßiger Herzbelastung mißinterpretiert mit der Angst vor akutem Herzversagen. Dabei ist dieser sogenannte Liebestod zunächst einmal ein sehr seltenes Ereignis. In zwei großen Untersuchungen lag seine Häufigkeit unter 1 % aller plötzlichen Todesfälle. Meistens waren es Männer höheren Lebensalters, die nach reichlichem Essen und Trinken in einer ungewohnten Umgebung (Hotelzimmer) eine außereheliche sexuelle Beziehung mit einer deutlich jüngeren Frau aufgenommen hatten.

Auch wenn die Dunkelziffer nicht niedrig sein dürfte und vielleicht viele häusliche Todesfälle dieser Art verschwiegen werden, so kommt dieses akute Herzversagen dennoch selten vor. Die Herz- und Kreislaufbelastung bei sexuellem Kontakt entspricht einer fahrrad-ergometrischen Belastung von ca. 75 Watt. Sexuelle Aktivität ist also nicht anstrengender als Treppensteigen über ein Stockwerk oder rasches Gehen um einen Häuserblock. Ärger beim Autofahren oder eine Auseinandersetzung mit dem Vorgesetzten ist für das Herz ähnlich belastend. Die Herz- und Pulsveränderungen sind unabhängig von der Koitusposition. Für einen Betroffenen kann es angstmindernd sein, seine Herz- und Kreislaufbelastbarkeit unter körperlicher Anstrengung auszutesten und sie mit der üblichen körperlichen Belastung beim Geschlechtsverkehr zu vergleichen oder gar, z. B. mit einem Langzeit-EKG, sie direkt zu erproben.

Chronischer Alkoholismus. Alkohol, selten und in kleinen Mengen getrunken, ist ein Aphrodisiakum. Schon die Erwartung einer alkoholischen Enthemmung führt zu sexueller Lokkerung. Menschen mit einem chronischen Alkoholproblem entwickeln jedoch sehr häufig sexuelle Schwierigkeiten aller Art; ca. 50 % chronisch alkoholkranker Männer sind davon betroffen. Die Häufigkeit bei Frauen ist noch nicht näher untersucht worden. Die sexuelle Gestörtheit hat mehrere Ursachen. Der Alkohol hat direkt schädigenden Einfluß auf die Keimdrüsenhormonproduktion (Testosteron), er verursacht eine Leberschädigung und nimmt somit indirekt Einfluß auf die Sexualität, er führt zu Schädigungen der peripheren Nervenbahnen und verändert auch die Gehirnfunktionen, so daß es zu Persönlichkeitsveränderungen und einer Persönlichkeitsverflachung kommen kann. Chronischer Alkoholismus führt darüber hinaus zu einschneidenden psychosozialen Veränderungen. Besteht er lange genug, ist der Beruf in Gefahr, die Familie leidet erheblich, familiäre Spannungen nehmen drastisch zu. Die größten Auswirkungen betreffen die Partnerschaft; in der Regel ist ein chronischer kontinuierlicher Alkoholabusus für den Partner nur über eine gewisse Zeit zu ertragen, die Partnerschaften brechen auseinander.

Jüngere Alkoholkranke erholen sich, wenn sie völlige Abstinenz erreichen; damit normalisiert sich auch der sexuelle Bereich. Ältere Alkoholkranke (ab ca. 40. Lebensjahr) haben zwar auch die Chance einer Verbesserung ihrer sexuellen Problematik, wenn sie keinerlei Alkohol mehr trinken; zusätzliche psychotherapeutische Behandlung wird jedoch oft nötig.

Genitaloperationen. Der sexuelle Bereich wird durch die Operation selbst oder durch die Folgen der Operation auf das Körperbild und -empfinden beeinträchtigt.

Die Prostatektomie (operative Entfernung der Prostata) führt häufig zu einer retrograden Ejakulation, d.h. zu einem Samenerguß in die Harnblase. Wenn der Patient über diesen relativ harmlosen Nebeneffekt der Operation aufgeklärt ist, bleibt meistens das Orgasmuserleben unbeeinträchtigt. Störungen der Gliedsteife können auftreten. Das hängt vor allem von der Operationstechnik ab, die aufgrund der mehr oder weniger starken Prostataveränderungen eingesetzt werden muß. Diese Störungen sind offensichtlich seltener als befürchtet. Außerdem hat die psychische Verarbeitung der Operation und der zur Operation führenden Erkrankung auch ihren Einfluß auf das sexuelle Erleben.

Die Hysterektomie (operative Uterusentfernung) hat keinen direkten Einfluß auf die Sexualität. Indirekt kann sie das sexuelle Erleben fördern, wenn z.B. dadurch letzte Ängste vor einer ungewollten Schwangerschaft verschwunden sind. Negativ wirkt sich die Operation auf die Sexualität aus, wenn der Grund der Operation zu gesundheitlichen Sorgen Anlaß gibt oder wenn junge Frauen noch Kinder bekommen möchten. Selten kann eine Hysterektomie zu einer schweren Depression mit Beeinträchtigung der Sexualität führen, wenn sich die Patientin als nicht mehr vollwertige Frau fühlt.

Eine Mastektomie (operative Entfernung der weiblichen Brust) kann sehr einschneidende psychische Folgen und Auswirkungen auf die Sexualität haben. Etwa 50 % der Frauen werden dadurch in ihrem weiblichen Körpererleben empfindlich beeinträchtigt. Das wird aus der hohen Bewertung verständlich, die unsere Kultur der weiblichen Brust zumißt. Die großen Fortschritte der plastischen Chirurgie in der Entwicklung brusterhaltender bzw. brustaufbauender Operationen dürften hier viel Erleichterung bei den Betroffenen und ihren Partnern bringen.

Weitere Erkrankungen, die oft mit Sexualstörungen einhergehen, sind chronische Nieren- und Lungenerkrankungen sowie Rückenmarksschädigungen (Querschnittslähmungen). Da es sich hier um sehr spezielle Erkrankungen handelt, wird auf die entsprechende Literatur verwiesen (Buddeberg 1987, Schover und Jensen, 1988).

Medikamente. Pharmaka, vor allem Psychopharmaka, sedierende Medikamente, Medikamente gegen Epilepsie und Bluthochdruck verursachen bei manchen Personen sexuelle Probleme. Bei den meisten dieser Präparate ist keine klare Dosisabhängigkeit für das Auftreten von sexuellen Störungen bekannt: Niedrige wie hohe Dosierung kann mit sexuellen Schwierigkeiten einhergehen. Deshalb müssen weitere Faktoren dafür entscheidend sein, daß eine Sexualstörung auftritt. Sie könnten unter anderem in der Persönlichkeit des Patienten liegen.

Es besteht immer ein sehr komplexer Zusammenhang in der Verursachung sexueller Probleme zwischen der medikamentösen Behandlung einer Erkrankung und der Erkrankung selbst. Ein Beispiel ist die Hypertonie: 17 % der *unbehandelten* Hypertoniker und 25 % der *behandelten* Hypertoniker leiden an Erektionsstörungen. Beide Prozentzahlen liegen höher als in der Normalbevölkerung.

Psychopharmaka. Will man den Einfluß der Psychopharmaka auf die Sexualität klären, muß man zuerst zwischen Akut- und Dauerbehandlung bzw. prophylaktischer Therapie unterscheiden. In der Akutbehandlung verbessern die Psychopharmaka den sexuellen Bereich, da sie die akute psychiatrische Erkrankung positiv beeinflussen und damit auch die durch die Erkrankung gestörte Sexualität. So verbessern Medikamente gegen eine Depression (Antidepressiva) das durch eine akute Depression herabgesetzte sexuelle Interesse. In der prophylaktischen Dauerbehandlung ist es, wie bei allen anderen Erkrankungen, auch wieder äußerst schwierig, Krankheits- und Medikamenteneinflüsse auf die Sexualität auseinanderzuhalten. Das gilt besonders für die schizophrene Erkrankung. Aus einer eigenen umfangreichen Untersuchung an gut in den Alltag integrierten ambulant behandelten Patienten unter Langzeitmedikation zogen wir folgende Schlußfolgerung:

– Rund 50 % der befragten psychisch Kranken berichteten sexuelle Störungen. Das ist ein sehr hoher Prozentsatz.

– Am häufigsten waren schizophren Erkrankte unter der Erhaltungsmedikation von sexuellen Funktionsstörungen betroffen, seltener die Patienten ohne Medikation. Etwa die Hälfte der schizophren Erkrankten unter psychopharmakologischer Langzeitmedikation war jedoch frei von sexuellen Störungen.

– Die sexuellen Störungen unter psychopharmakologischer Langzeitbehandlung sind durch ein Zusammenspiel pharmakologischer, krankheitsbezogener, partnerschaftlicher und innerpsychischer Ursachen bedingt.

3. Psychische Ursachen (Funktionelle Sexualstörungen)

Die psychischen Ursachen sexueller Störungen sind sehr viel häufiger als die körperlichen, insbesondere bei der Frau. Beim Mann kann man als Regel aufstellen: Sexuelle Störungen des jungen Mannes sind psychisch bedingt, beim älteren Mann kommen oft körperliche Ursachen hinzu. Die funktionellen Sexualstörungen sind ein klassischer Bereich der Psychosomatik: Psychische Ursachen führen zu körperlichen Symptomen. Die psychischen Entstehungsbedingungen, die im folgenden besprochen werden, gelten für alle Formen psychisch bedingter Sexualstörungen. Wieder gilt, daß nicht eine Problematik allein das Störungsbild erklären kann. Bei den psychisch bedingten Störungen mehr noch als bei den körperlich verursachten finden wir als Ursachenbündel das Zusammenspiel von Persönlichkeitseigenschaften, Lebenserfahrungen, derzeitiger Lebenssituation, auslösenden Bedingungen und Eigendynamik des Symptoms.

Die Ursachen funktioneller Sexualstörungen sind schwerpunktmäßig in folgenden vier Bereichen zu finden:
- innerpsychische Ängste
- partnerschaftliche Probleme, die oft nicht gleich erkennbar sind
- Lerndefizite, sexuelle Erfahrungslücken
- der Selbstverstärkungsmechanismus der Versagensangst.

Innerpsychische Ängste. Aus psychoanalytisch-psychodynamischer Sicht sind psychogene sexuelle Symptome das Resultat eines Konfliktes von angstauslösenden Triebimpulsen und deren Abwehr. Die sexuelle Symptomatik dient also einer Stabilisierung des psychischen Gleichgewichts. Es wird sozusagen das kleinere Übel der sexuellen Problematik dem großen Übel, dem angstbesetzten Triebdurchbruch, vorgezogen. *Triebängste* sind Ängste, die Kontrolle über den eigenen Körper und die eigenen Emotionen zu verlieren und die Angst vor den eigenen Phantasien. Eine Frau mit Orgasmusstörungen erlebte in ihren Phantasien starke sexuelle Verführungswünsche. Aufgrund ihrer Lebensgeschichte konnte sie diese Verführungswünsche nicht zulassen und wehrte sie nach psychoanalytischer Sicht mit dem Symptom der Orgasmusstörung ab.

Ein weiterer Bereich sind sogenannte *Beziehungsängste*. Das sind Ängste vor Selbstaufgabe, vor übermäßiger Abhängigkeit. Frauen mit Erregungs- oder Orgasmusstörungen beschreiben oft die Angst, sich „fallenzulassen". Sie befürchten dabei, ihre emotionale Kontrolle aufzugeben, sich dadurch dem Partner ganz auszuliefern; es bleibe „nichts mehr von ihnen selbst übrig". Das erleben wir besonders bei Personen, die in ihrer Entwicklung entsprechende Erfahrungen gemacht haben, etwa dann, wenn ein Elternteil sehr besitzergreifend war.

Eher selten geworden sind die *Gewissensängste*: Ängste, die sich aus der Diskrepanz zwischen dem Wunsch nach sexueller Freizügigkeit und den z.B. im Elternhaus erlernten engen sexuellen Normen ergeben. Diese Gewissensängste haben sicher in der Vergangenheit eine große Rolle gespielt. Sie sind durch die in den letzten Jahren eingetretene sexuelle Liberalisierung in den Hintergrund getreten. Dafür ergeben sich jetzt neue Konflikte mit entgegengesetztem Vorzeichen. Der Wunsch nach eigener sexueller Zurückhaltung kann in Kontrast treten zu der gesellschaftlichen Forderung nach sexuellem Ausleben.

Manche Autoren sprechen zusätzlich von *Geschlechtsidentitätsängsten* bei Personen, die selbstunsicher sind und Inkompetenzängste haben. Aufgrund ihrer Lebensgeschichte haben sie das Gefühl entwickelt, kein richtiger Mann, keine richtige Frau zu sein. Sie neigen zu Versagensängsten. Dieser Aspekt ist sehr wahrscheinlich eine häufige Teilursache sexueller Störungen. Wir kommen darauf zurück, wenn wir den Selbstverstärkungsmechanismus der Versagensangst besprechen.

Partnerdynamik. Partnerprobleme und sexuelle Schwierigkeiten sind eng miteinander verzahnt. Sie bedingen sich oft gegenseitig und schaukeln sich dadurch auf. Besteht eine Sexualproblematik, dann gibt es keinen unbeteiligten Partner. Bestehen partnerschaftliche Schwierigkeiten, so wird meist auch die Sexualsphäre als ein Teil der partnerschaftlichen Kommunikation in die Störung mit einbezogen, oder die Partnerproblematik wird sogar ausschließlich auf den Sexualbereich verlagert. Es kann dann sehr schwierig werden, den Zusammenhang zwischen dieser sexuellen Störung und einer „verdeckten Partnerproblematik“ zu erkennen. Arentewicz und Schmidt (1993) haben vier typische partnerdynamische Prozesse herausgearbeitet:

– *Delegation:* Der „ungestörte“ Partner hat unbewußt ein Interesse an der Funktionsstörung des Betroffenen. Er braucht die Störung beispielsweise, um seine eigenen Probleme zu kaschieren, oder er kann sich dadurch selbst überlegen fühlen. Diese Situation läßt sich oft an der Art ablesen, wie sich dieser Partner beim sexuellen Kontakt verhält: kühl distanzierte Haltung beim Versuch sexuellen Kontaktes oder sexuelle Initiative in Momenten, in denen es dem Betroffenen nicht möglich ist, darauf einzugehen.

– *Arrangement:* Die sexuelle Funktionsstörung kann ein Arrangement zwischen den Partnern sein, das beiden nutzt. Das Motiv kann gemeinsame Abwehr von Sexualängsten sein, etwa dann, wenn der männliche Partner einer Frau mit Vaginismus

Erektionsstörungen hat. Man hat sich bewußt oder unbewußt arrangiert. Dieses Arrangement kann allerdings zum Problem werden, wenn Kinderwunsch besteht.

– *Wendung gegen den Partner:* Die sexuelle Funktionsstörung wird gegen den Partner eingesetzt, um Dominanzkonflikte auszutragen.

Beispiel: Eine verheiratete Frau, 27 Jahre alt, berichtet von Orgasmusstörungen. Koitus mit Orgasmus habe sie im Verlauf der Ehe immer seltener erlebt und deshalb die Versuche ihres Partners, sexuellen Kontakt zu haben, immer häufiger abgewehrt. Als einziges könne sie noch zulassen, daß ihr Mann sie am Rücken streichle. Die Partnerbeziehung sei eigentlich gut. Sie hätten beide viele gleiche Hobbys. Es ärgere sie allerdings, daß ihr Mann in allen Bereichen besser sei als sie, so daß sie eigentlich dauernd seinen Fähigkeiten hinterherhinke. Das lasse er sie auch spüren. Die weitere Exploration ergibt, daß die Patientin Genugtuung aus ihrer sexuellen Problematik zieht. Die Sexualität sei ihre einzige Möglichkeit, ihrem Mann Paroli zu bieten, ihm sogar überlegen zu sein. Bei Streitigkeiten komme es gelegentlich vor, daß sie das sogar ausdrücke: „Du bist unfähig, mich ausreichend zu stimulieren, und machst alles falsch, so daß ich keine Lust bekomme, mit dir zu schlafen!"

– *Ambivalenz-Management.* Die Sexualität kann zu einem wichtigen Regulativ für die richtige Balance in einem Nähe-Distanz-Konflikt werden. Über sexuelle Kontakte kann dann bei zu viel Distanz zum Partner Nähe hergestellt werden, und umgekehrt wird durch eine sexuelle Störung bei zu viel Nähe ein größeres Maß an Distanz erreicht.

Ein Mann berichtet über eine seit Jahren bestehende Beziehung zu einer Frau, die weit entfernt wohnt. Höchstens einmal im Monat verbringe man ein Wochenende miteinander mit sexuellen Kontakten. Dabei seien niemals Probleme aufgetreten. Als diese Frau in beiderseitigem Einverständnis, aber auf ihre Initiative hin, vor einiger Zeit in seinen Wohnort zog und dadurch die Partnerschaft enger wurde, habe er Schwierigkeiten mit der Gliedsteife bekommen.

Eine vergleichbare Situation liegt vor, wenn Männer ganz erstaunt berichten, immer wieder Beziehungen zu letztlich unerreichbaren, meist verheirateten Frauen zu entwickeln. Wenn sich dann eine Partnerschaft zu einer anderweitig nicht gebundenen Frau ergebe, entwickelten sie für sich selbst unverständlicherweise sexuelle Probleme.

Die angeführten Beispiele zeigen, wie sich Beziehungsprobleme auf die Sexualität auswirken können. Umgekehrt beeinflußt jede sexuelle Problematik auch die Partnerschaft. Vermeidet z. B. eine Frau Zärtlichkeiten oder wehrt sie sich gegen den Geschlechtsverkehr, ohne ihren Partner aufzuklären, warum sie das tut, so wird der Mann möglicherweise rasch verunsichert werden, vielleicht sogar verstärkt sexuelles Entgegenkommen von ihr fordern und schließlich unter Umständen die ganze Beziehung in Frage stellen. Aus Angst, den Mann zu verlieren, willigen deshalb oft Frauen in den Geschlechtsverkehr ein und spielen ihren Partnern über Jahre hinweg Lust, sexuelle Erregung und Orgasmus vor – begleitet von Schmerzen beim Geschlechtsverkehr und unklaren somatischen Beschwerden aller Art. Dadurch verstärken sie oft noch ihre sexuellen Schwierigkeiten.

Vermeiden Männer mit sexuellen Problemen den Kontakt, dann fragen sich die Partnerinnen oft, ob sie den Mann verletzt haben, ohne es zu wollen, ob sie nicht mehr attraktiv genug sind, ob er vielleicht eine andere Frau kennengelernt hat u. ä. Wird in der Beziehung nicht darüber gesprochen, so können Partnerprobleme gar nicht ausbleiben.

Lerndefizite, Sexuelle Erfahrungslücken. Damit sind fehlende Informationen über die derzeit praktizierte und gelebte Sexualität gemeint, traditionelle, aber überholte Bilder von weiblicher und männlicher Sexualität, die in den eigenen Vorstellungen weiterbestehen und in Kontrast geraten zu den Erwartungen des Partners, Lücken in den eigenen sexuellen Erfahrungen u. ä.

Beispiel: Ein junger Bauernsohn wuchs ohne Mutter und irgendeine weibliche Bezugsperson mit mehreren deutlich älteren Brüdern auf einem Einödhof auf. Als Jüngster war er nie sonderlich durchsetzungsfähig. Als er mit 20 Jahren noch keine Freundin hatte, redeten ihm die Brüder sehr deftig zu, sich eine Frau einfach einmal zu nehmen. Sie nahmen ihn mit zu einer Tanzveranstaltung. Als er versuchte, mit einer sehr selbstsicheren jungen Frau sexuellen Kontakt zu haben, die von den Brüdern auf ihn „angesetzt" war, scheiterte er kläglich. Einige Wochen später unternahm er unter Alkoholeinfluß einen äußerst plumpen Annäherungsversuch, erntete eine verletzende Abfuhr und hat sich seither nicht wieder getraut, Kontakt zu einer Frau aufzunehmen.

Die lerntheoretische Sicht

Alle Psychotherapie-Schulen sehen Angst als wesentlichen Faktor in der Entwicklung und Aufrechterhaltung von funktionellen Sexualstörungen. So haben bereits 1945 der Psychoanalytiker Fenichel und 1958 der Verhaltenstherapeut Wolpe Angst als wichtige Bedingung bei der Entwicklung der verschiedenen Typen sexueller Funktionsstörungen hervorgehoben. Spätere Autoren unterstrichen die Bedeutung speziell der Leistungsangst sowie von Ängsten vor Forderungen seitens des Partners und der bereits auf S. 75 angesprochenen Ängste. Von all diesen Ängsten wird angenommen, daß sie die sexuelle Erregung verhindern. Diese Annahmen blieben nicht ganz unwidersprochen, da die These, Angst sei der wichtigste ätiologische Faktor von funktionellen Sexualstörungen, vorwiegend auf klinischen Erfahrungen beruht und nicht auf empirisch erhobenen Daten. Um Klarheit zu schaffen, unternahm eine amerikanische Forschergruppe um Barlow (1986) eine Reihe experimenteller Untersuchungen, die die Rolle der Angst bei der sexuellen Erregung zum Thema hatten. Aus den Ergebnissen leitete Barlow ein Arbeitsmodell ab: Nicht die Angst, sondern ein gedanklicher Ablenkungsprozeß, der mit der Angst interagiert, sei verantwortlich für die Sexualstörungen.

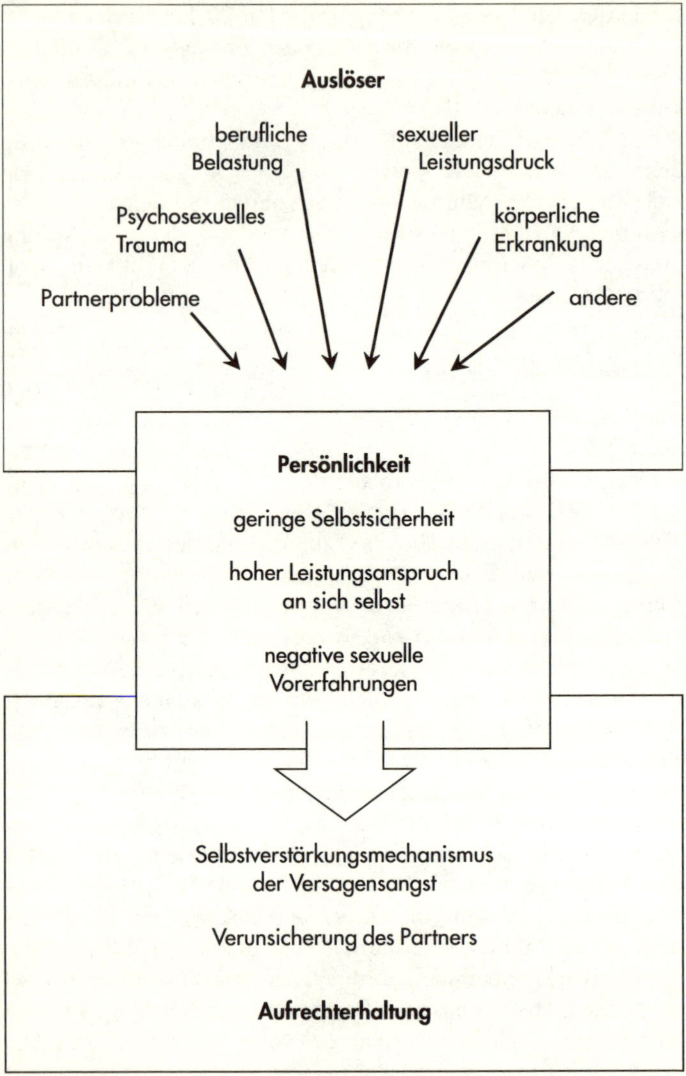

Abb. 2: Entstehung und Aufrechterhaltung funktioneller Sexualstörungen

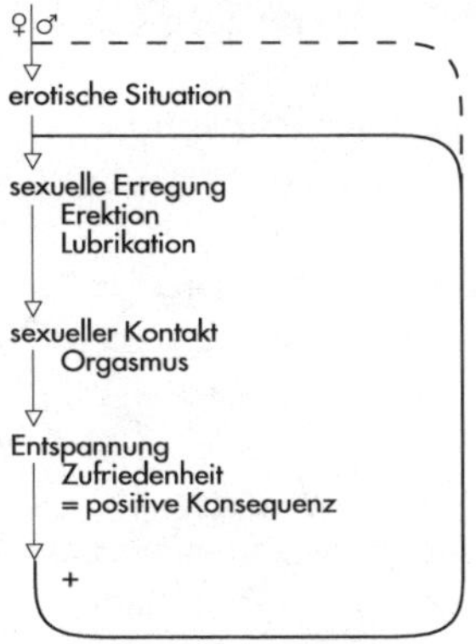

Abb. 3: Verhaltenskette ungestörten Sexualverhaltens

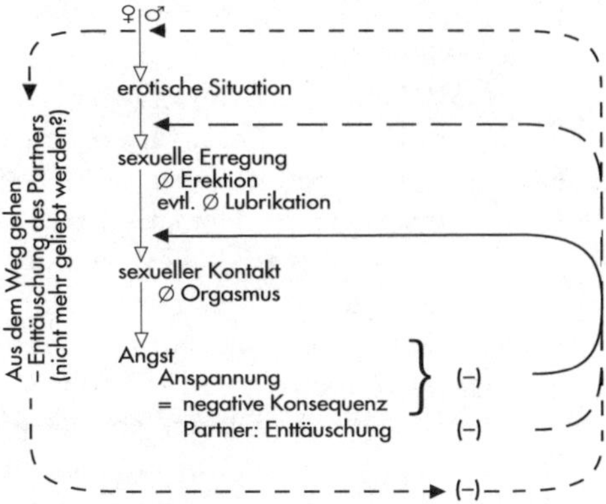

Abb. 4: Verhaltenskette gestörten Sexualverhaltens

Man kann die verschiedenen klinischen Erfahrungen und wissenschaftlichen Ergebnisse unter lerntheoretischen Gesichtspunkten systematisieren und zu einer neuen Sichtweise zusammenfügen (s. Abb. 2). Dabei unterscheiden wir zwischen den Bedingungen, die die Störung auslösen, und denen, die sie aufrechterhalten. Das Bindeglied dazwischen bildet die Persönlichkeit. Eine einzelne negative Erfahrung wird in den meisten Fällen keine sexuelle Störung auslösen, auch nicht ein wiederholtes negatives Ereignis, wenn es von einer selbstsicheren Persönlichkeit erlebt wird. Erst die Summierung von ungünstigen Erlebnissen in verschiedenen Bereichen kann dazu führen, daß eine Problematik auftritt. Daß nun eine Person aufgrund dieser negativen Ereignisse eine sexuelle Störung entwickelt und eine andere mit ähnlichen Erfahrungen nicht, scheint von Persönlichkeitsvariablen abzuhängen. Zu dieser Frage liegen aus der Forschung allerdings kaum Ergebnisse vor. Ungünstig wirken sich mangelnde Selbstsicherheit, geringes Selbstwertgefühl und starke Leistungsbezogenheit aus. Man kann bei sexuell gestörten Personen außerdem annehmen, daß Lebensereignisse vor allem dann zu Störungsauslösern werden, wenn sie frühere negative sexuelle Erfahrungen und die damit verbundenen Gefühle reaktivieren.

Bei der Aufrechterhaltung einer sexuellen Funktionsstörung spielen fast immer Erwartungs- und Versagensängste sowie eine gesteigerte Selbstbeobachtung eine zentrale Rolle (es sei denn, die sexuelle Problematik ist ausschließlich Ausdruck einer Partnerproblematik). Hier wird der sogenannte Selbstverstärkungsmechanismus wirksam. Darunter versteht man, vereinfacht dargestellt, folgendes. In erotischen Situationen läuft eine lange Verhaltenskette ab (Abb. 3). Sie beginnt bei ungestörtem Sexualverhalten mit Zeichen gegenseitiger Zuneigung, Blickkontakt und verbalen Äußerungen. Langsam entsteht eine sexuelle Erregung. Es folgen erotische Körperkontakte, die in das Vorspiel oder Petting übergehen und schließlich zum Geschlechtsakt und Orgasmus führen können. Die Verhaltenskette endet mit einem Gefühl zufriedener Entspannung, also positiv. Sexueller Kontakt wird deshalb gerne wieder aufgenommen. Bei gestörtem Sexualverhalten (Abb. 4) entwickelt sich zunächst ebenfalls über Zeichen gegenseitiger Zuneigung und verbale Kontakte eine Erotisierung. Aufgrund eines oder mehrerer der in Abb. 2 genannten Auslöser bleibt die weitergehende Erregung aus. Ein Geschlechtsakt kommt nicht zustande. Die Verhaltenskette endet unangenehm, meistens mit Anspannung und Enttäuschung, also mit einer negativen Reaktion. Bei wiederholten Versuchen läßt die Angst vor diesem unangenehmen Ende keine sexuelle Erregung mehr aufkommen, da sich eine Leistungs- und Versagensangst entwikkelt hat, die nach Barlow die sexuelle Erregung erheblich herabsetzt. Damit ist der Teufelskreis der Selbstverstärkung geschlossen: Die Versagensängste halten die Sexualstörung aufrecht. Der Partner erlebt das gestörte Sexualverhalten ebenfalls als enttäuschend. Diese Enttäuschung steigert die Angst des Betroffenen vor dem Versagen. Um der Situation aus dem Wege zu gehen, beginnt er, Sexualität zu vermeiden. Dadurch kommt der Betroffene in einen weiteren Konflikt. Einerseits bringt ihm das Vermeiden des sexuellen Kontaktes eine Erleichterung, andererseits registriert der Partner diesen Rückzug und interpretiert ihn vielleicht als „nicht mehr geliebt werden“. Damit sind Partnerkonflikten die Tore geöffnet; sie vergrößern noch die Angst vor erneutem Versagen.

Dieses Modell vereinfacht zwar die komplexen psychischen Ursachen von sexuellen Störungen. Es hat aber den großen Vorteil, einleuchtend und gut verständlich zu sein. Man kann es gut dazu benutzen, um betroffenen Paaren das therapeutische Vorgehen zu erklären und deutlich zu machen, warum es so wichtig ist, in die Behandlung einer sexuellen Störung den Partner mit einzubeziehen.

4. Sexualberatung

Bei körperlichen Erkrankungen, die auch den sexuellen Bereich mit einschließen, hat Sexualberatung eine hohe Bedeutung. Es gibt hierzu einschlägige Literatur, auf die ausdrücklich verwiesen sei (z.B. Buddeberg, 1987; Schover und Jensen, 1988).

Nicht jede psychisch bedingte sexuelle Funktionsstörung bedarf gleich einer speziellen Behandlung. Viele Probleme sind über eine Beratung in einigen Sitzungen zu lösen. Die Chancen hierzu sind am größten bei erst kurzfristig bestehenden Problemen, bei Schwierigkeiten aufgrund ungenügender Informationen über Sexualität oder wenn es um die Veränderung von verinnerlichten, aber überholten Normen geht.

Informationslücken. Sowohl aufgrund von überholten Normen wie auch aufgrund von sexuellen Idealnormen, die im Verlauf der letzten Jahre entstanden sind und die mit der Realität keineswegs übereinstimmen, kommt es zu Informationslükken, die für falsche Vorstellungen über sexuelle Sachverhalte verantwortlich sind. Einige solcher Vorstellungen werden im folgenden aufgeführt.

– Es ist ein Irrtum, zu glauben, die Erektion des männlichen Gliedes bedeute, daß auch die Frau sogleich sexuell erregt und zum Geschlechtsverkehr bereit zu sein hat.

– Die unterschiedlichsten Vorstellungen bestehen über die Größe des Penis. Die Penisgröße ist unabhängig von der Körpergröße und hat keinen Einfluß auf die sexuelle Potenz. Die Scheide paßt sich beim Koitus der Penisgröße an. Insuffizienzgefühle wegen eines angeblich zu kleinen Penis sind meist Ausdruck fehlender Selbstsicherheit.

– Über die Bedeutung des Vorspiels für die Frau herrscht bei vielen Männern Unwissenheit. In der Untersuchung von Schnabl (1973) war für 20% der befragten Frauen das Vorspiel viel zu kurz.

– Fälschlicherweise meinen viele Frauen, daß Lust „spontan" kommen müsse und daß man nichts tun könne, wenn keine Lust vorhanden ist.

– Bei einigen Paaren besteht noch immer die Meinung, daß nur der Mann beim Liebesspiel der Aktive, die Frau aber die Passive zu sein hat.

– Die Koitushäufigkeit variiert außerordentlich. Sie wird beeinflußt vom Lebensalter, von der psychosexuellen Konstitution und einer Fülle individueller psychosozialer Faktoren. Mehrmaliger sexueller Kontakt in einer Nacht ist bei den meisten Paaren eher die Ausnahme und kommt regelmäßig höchstens bei jungen Leuten vor.

– Abwegig ist die Meinung, ein unterbrochener Koitus zur Vermeidung einer Schwangerschaft (Samenerguß außerhalb der Scheide) habe schädliche Auswirkungen auf die Genitalorgane. Über längere Zeit angewandt, kann jedoch die ständige Selbstkontrolle lästig werden.

– Ein weiterer Mythos ist das unbedingte Streben nach dem gleichzeitigen Erreichen des Orgasmus für beide Partner, da Gleichzeitigkeit eher selten ist.

– Sehr verbreitet ist die Meinung, jeder Geschlechtsverkehr müsse mit einem Orgasmus verbunden sein; bei einem sehr lang ausgedehnten Geschlechtsverkehr oder bei sexuellem Kontakt kurz hintereinander kann er sowohl beim Mann als auch bei der Frau ausbleiben.

– Wenig bekannt ist, daß nur einige Frauen bei ihren ersten sexuellen Erlebnissen bereits einen Höhepunkt haben. Viele erleben ihren ersten Orgasmus beim Geschlechtsverkehr erst nach längerer Zeit; wahrscheinlich dann, wenn mehr Vertrautheit zum Partner und zu den eigenen körperlichen Reaktionen entstanden ist.

– Weitgehend bekannt ist, daß die Selbstbefriedigung keine schädlichen Folgen hat. Weniger bekannt ist, daß Frauen leichter einen Orgasmus beim Geschlechtsverkehr erleben können, wenn sie vorher bereits Orgasmuserfahrungen bei der Selbstbefriedigung gehabt haben.

– Die Angst vor einer Schwangerschaft als Ursache einer sexuellen Problematik dürfte inzwischen selten geworden sein. Wird sie als Ursache angesprochen, dann ist es wohl eher eine ambivalente Einstellung des Paares zur Familiengründung, die hier formuliert wird.

Außerdem können *ungünstige äußere Verhältnisse* zu Sexualstörungen führen. Dürfen z.B. jederzeit die Kinder das Schlafzimmer betreten, so sind die Eltern deshalb möglicherweise sehr angespannt, wodurch ihre sexuelle Erlebnisfähigkeit eingeschränkt wird. Eine ähnliche Problematik kann sich bei Paaren ergeben, die mit ihren Eltern in der gleichen Wohnung leben. Auch zeitliche Umstände mögen Schwierigkeiten bereiten. Wenn aufgrund der beruflichen Situation nur wenige Gelegenheiten für das sexuelle Erleben bestehen, dann kann der ganze Bereich der Sexualität so „vorprogrammiert" erscheinen, daß Sexualität zu einer Pflichterfüllung ausartet und die Spontaneität verliert. Viele Paare machen selbst die Erfahrung, daß sie unter anderen Bedingungen, z.B. im Urlaub, Sexualität ganz anders erleben können. Sie finden dann meist auch ihr eigenes Arrangement, entdecken selbst die gemachten Fehler und brauchen deshalb keine zusätzliche Beratung.

Hemmungen, sich über sexuelle Wünsche und Bedürfnisse auszusprechen, sind auch heute noch verbreitet. Sie sind dann besonders groß, wenn sich der eine Partner unsicher ist, ob seine Wünsche noch als normal anzusehen oder bereits „pervers" sind. Das ist sicher ein wichtiger Grund, eine Sexualberatung aufzusuchen, um vielleicht zunächst allein, dann als Paar mit einer kompetenten Drittperson ein Gespräch zu führen.

Wir leben in einer Zeit der Neuordnung des Geschlechterverhältnisses. Viele *sexuelle Normen* haben sich verändert, zum Beispiel die Norm, daß die sexuelle Initiative vom Mann auszugehen hat, während die Frau abwartet. Lebt jemand noch nach dieser früheren Norm, kann er in Konflikt geraten, wenn der Partner hierzu eine ganz andere Einstellung hat. Auch das ist ein Bereich, in dem Sexualberatung sinnvoll sein kann.

5. Körperliche Behandlungen sexueller Funktionsstörungen

Bei vorwiegend körperlich verursachten Sexualstörungen ist die Behandlung der zugrunde liegenden Erkrankung das therapeutische Grundprinzip. Nur sind viele der so entstandenen sexuellen Probleme dadurch nicht beeinflußbar. Dann ist Sexualberatung nötig, um den Weg eines sexuellen Arrangements zu finden. Dabei kann es sehr wichtig werden, der engen Sicht von Sexualität entschieden entgegenzuwirken, die darin besteht, Sexualität auf den Sexualkontakt mit dem Penis in der Scheide zu reduzieren. Sexuelles Erleben ist unendlich viel breiter. Wir kennen die Bedeutung von Zärtlichkeit, von Zuneigung, des Gefühls der Geborgenheit, des Füreinanderdaseins, aber auch die Bedeutung der erotischen Körperkontakte, die kein Koitus sind. Das Ergebnis einer Beratung kann auch sein, auf eines der Hilfsmittel zurückzugreifen, die im Anschluß besprochen werden.

Wie in vielen anderen Bereichen der Psychosomatik kann man auch bei der Behandlung sexueller Störungen nicht nach dem zu einfachen Motto verfahren: Körperliche Verursachung verlangt körperliche Behandlung, psychische braucht Psychotherapie. Denn auch bei psychischer Bedingtheit kann es – wenn auch sehr selten – Situationen geben, in denen die therapeutische Entscheidung für eine körperliche Behandlung fällt.

Behandlung mit Sexualhormonen. Sie macht lediglich dann Sinn, wenn ein nachgewiesener Mangel besteht. Das ist leicht über eine Bestimmung der Hormonspiegel im Blut festzustellen. In aller Regel sind bei Männern mit sexueller Gestörtheit diese Hormonwerte normal; eine Hormonstörung als Ursache ist äußerst selten. Ist der Hormonspiegel in Ordnung, dann ändert sich durch eine zusätzliche Hormongabe nichts: Das sexuelle Interesse steigt nicht an, die sexuellen Funktionen bleiben unverändert. Im Gegenteil: Nimmt man Hormone, dann geht als Reaktion des Körpers die Eigenproduktion entsprechend zurück. Setzt man die Hormone wieder ab, dann erreicht man vorübergehend eine Senkung der Hormonwerte im Blut mit Nachlassen des sexuellen Interesses, bis sich der Körper auf die neue Situation eingestellt und die Eigenproduktion wieder erhöht hat. Das kann längere Zeit in Anspruch nehmen.

Aphrodisiaka. Die meisten Aphrodisiaka tragen ihren Namen zu Unrecht, weil sie keine sind. Sie wirken, wenn überhaupt, weil man an ihre Wirkung glaubt. Eine Ausnahme macht das Yohimbin, früher ein aus der Yohimbe-Wurzel hergestellter Extrakt, inzwischen eine chemisch rein herstellbare Substanz. Eine Reihe amerikanischer Untersuchungen scheinen die Wirksamkeit von Yohimbin auf die sexuelle Lust und die Erektionsfähigkeit bei einigen Männern zu beweisen. Völlig unklar ist, auf welchem Wege dieses Medikament seine Wirkung entfaltet. An verschiedenen europäischen Institutionen werden die amerikanischen Ergebnisse derzeit überprüft.

Psychopharmaka. Gelegentlich tauchen Berichte auf, Psychopharmaka seien mit Erfolg zur Behandlung von Sexualstörungen eingesetzt worden, insbesondere Antidepressiva. Man kann aber nur dann eine Wirksamkeit erwarten, wenn die sexuelle Problematik durch eine Depression bedingt ist, die ja oft mit herabgesetzter sexueller Lust einhergeht. (Vgl. S. 73.)

Vibratoren. Gelegentlich werden beim Mann zur Behandlung eines ausbleibenden Samenergusses Vibratoren empfohlen. Sie können bei einer totalen Ejakulationsunfähigkeit sinnvoll sein, da sie ein erstes Erleben eines Samenergusses ermöglichen können; oft ist dann „der Bann gebrochen". Bleibt der Samenerguß nur beim Geschlechtsverkehr aus, nicht aber bei der Selbstbefriedigung, ist er also praktikabhängig, dann erreicht man mit dem Einsatz von Vibratoren keine Veränderung dieser Situation. Man empfiehlt auch Frauen mit Erregungs- und Orgasmusstörungen gelegentlich Vibratoren, um einen

Höhepunkt zu erreichen. Hier gilt das gleiche wie bei den Männern: Diese Vibratoren können unter therapeutischen Gesichtspunkten sinnvoll sein bei völliger Anorgasmie, um einen ersten Höhepunkt erleben zu können. Ihr Einsatz ändert aber nichts an der Situation, wenn eine Frau nur bei Partnerkontakt keinen Höhepunkt erreicht.

Penisprothesen. Die Prothesenchirurgie wird seit über 20 Jahren durchgeführt. Zur Zeit sind drei Arten von Prothesen üblich. Silikon-Prothesen bestehen aus zwei Stäben, die in die beiden Schwellkörper eingesetzt werden. Die starren Stäbe bewirken eine dauerhafte Gliedsteife. Eine zweite Art von Prothesen mit biegsamen Stäben führen zu einem Zustand, der einer halbsteifen Dauererektion vergleichbar ist. Eine dritte Prothesenart sind mit Flüssigkeit gefüllte Stäbe, die hydraulich gefüllt und geleert werden können. Mit einem im Hodensack befindlichen Pumpbällchen kann diese Flüssigkeit aus dem unter der Bauchdecke befindlichen Reservoir in die Stäbe gepumpt werden, so daß sich dann eine Gliedsteife entwickelt, die durch Druck auf ein Ventil an der Pumpe wieder rückgängig gemacht werden kann. Sehr viele Männer sind mit Prothesen behandelt worden. Es gibt aber nicht viele Nachuntersuchungen, so daß wenig bekannt ist, wie zufrieden die Männer, aber auch ihre Partnerinnen über längere Zeit gesehen mit diesem Hilfsmittel sind. Nur einige Nachuntersuchungen berichten über eine geringe Zufriedenheit der Partnerinnen oder über körperliches Mißbehagen der Männer mit der konstanten Dauergliedsteife. Es bedarf wohl intensiver Beratung über das Für und Wider eines solchen Eingriffes, bis man sich dazu entscheiden kann. Am besten sollte man sich Rat von mehreren Seiten einholen. Eine Prothese sollte die Ultima ratio bleiben, also nur dann eingesetzt werden, wenn unbedingt gewünscht, und wenn alle anderen Behandlungsformen sich als untauglich erwiesen haben. Man muß sich auch darüber im klaren sein, daß, wenn dieser Eingriff nicht vertragen wird (z.B. Abstoßung der Prothese durch den Körper), keine andere Eingriffsmöglichkeit mehr zur Verfügung steht: Beim Einsetzen der Stäbe werden die Penisschwellkörper irreversibel zerstört. Mit der Entwicklung eines anderen therapeutischen Hilfsmittels, der Schwellkörper-Autoinjektionstherapie (s. u.), gerät die Prothesenchirurgie in den Hintergrund.

Gefäßchirurgie. Gefäßchirurgische Eingriffe werden seit Jahren vorgenommen. Eindrucksvoll sind Berichte über Operationen an den großen Arterien im Beckenbereich, die aufgrund von ausgeprägten Durchblutungsstörungen der unteren Gliedmaßen vorgenommen wurden. Es konnte sowohl die Durchblutung der Beine erheblich gebessert als auch eine Verbesserung der oft gleichzeitig gestörten sexuellen Funktionen erreicht werden. Diese Eingriffe gehören inzwischen zu Routineverfahren der Gefäßchirurgie. An einigen spezialisierten Zentren werden Operationen an Gefäßen vorgenommen, die ausschließlich den Penis versorgen. Das geschieht natürlich nur, wenn Gefäßstörungen als Ursache der sexuellen Problematik nachweisbar sind. Die Ergebnisse werden noch unterschiedlich beurteilt; das liegt auch an der bisher relativ kleinen Zahl durchgeführter Operationen. In jedem Fall sind gründliche Voruntersuchungen nötig, und genaues Abwägen des Für und Wider einer solchen Operation ist dringend zu empfehlen.

Schwellkörper-Autoinjektionstherapie (SKAT). Vor einigen Jahren hat man festgestellt: Spritzt man Pharmaka in die Penisschwellkörper, die auf die Blutgefäße wirken, dann erreicht man eine künstliche Gliedsteife. Je nachdem, wie intakt die Schwellkörper sind, läßt sich rasch oder langsam eine unvollständige oder vollständige Erektion herbeiführen. Zur Diagnose von Gefäßveränderungen als Ursache sexueller Funktionsstörungen hat man sich diese Methode mit viel Erfolg zunutze gemacht. Neuerdings wird die Injektion sogenannter vasoaktiver Substanzen auch zur Behandlung angewandt (Schwellkörper-Autoinjektionstherapie). Es ist ausdrücklich zu betonen, daß die hierbei verwendeten Medikamente vom Bundesgesundheitsamt für diese sogenannte SKAT-Behandlung (noch) nicht zugelassen sind. Die Behandlung geschieht also immer auf eigenes Risiko des Patienten (sogenannter *ärztlicher Heilversuch*). Dem Mann wird die Injektionstechnik gezeigt, die er dann bei Bedarf zu Hause selbst anwendet. Er spritzt sich eine individuell unterschiedliche Menge des Mittels mit einer feinen Nadel in den Penisschaft. Die Injektion selbst ist zunächst unvertraut, aber nicht schmerzhaft. Anschließend entwickelt sich nach ca. 10 bis 20 Minuten eine Gliedsteife, die zwischen 20 und 60 Minuten anhält, je nach gespritzter Menge und Verträglichkeit. Die urologische Medizin hat inzwischen sehr genaue sogenannte „Standards of care" für diese Anwendung entwickelt, d.h. Vorschriften für ihren medizinischen Gebrauch. Mit den früher eingesetzten Pharmaka war eine gefährliche Dauergliedsteife (Priapismus) als gefürchtete Nebenwirkung nicht selten; sie muß durch Gegenmedikation oder einen operativen Eingriff innerhalb von Stunden beseitigt werden, damit nicht eine körperliche Dauerschädigung des Penis eintritt. Mit den Pharmaka, die jetzt angewandt werden, vor allem Prostaglandin, tritt diese Nebenwirkung nur noch selten auf; dafür kommt es jetzt häufiger zu Schmerzen im Penis nach der Injektion. Über unerwünschte Effekte bei Langzeitanwendung ist noch wenig bekannt. Es ist aber auf Dauer mit Gewebsveränderungen des Penis zu rechnen, die sich nicht mehr zurückbilden. Erste Berichte hierüber sind veröffentlicht. Ganz entscheidend ist die sogenannte medizinische Indikation für eine solche Behandlung. Bei Männern, deren irreversible Störung der Gliedsteife durch eine körperliche Erkrankung verursacht und nicht durch andere Methoden zu beeinflussen ist, kann die Selbstinjektion eine große Hilfe sein. Der Betroffene und seine Partnerin müssen aber einer solchen Behandlung zustimmen können.

Sehr bedenklich ist, daß die Schwellkörper-Autoinjektionstherapie in letzter Zeit äußerst leichtfertig, oft ohne irgendeine genauere diagnostische Abklärung, angewandt wird. Häufig fehlt sogar der Hinweis auf die evtl. Entwicklung eines Priapismus. So besteht die große Gefahr, daß bei falscher Indikation oder bei ungenügender Beratung irreparable Schäden auftreten.

Noch bedenklicher ist der alleinige Einsatz der Schwellkörper-Autoinjektionsbehandlung bei psychisch bedingten Erektionsstörungen. Die Therapie geht an der Ursache vorbei. Sie kann sogar die psychischen Ursachen verstärken und damit die Situation verschlimmern, wenn zum Beispiel Partnerprobleme der Grund für die Erektionsstörungen sind (s. S. 76 ff.).

Die Prothesenchirurgie und die Schwellkörper-Autoinjektionsmethode erzeugen künstliche Erektionen. Darauf muß sich der Betroffene, vor allem aber auch seine Partnerin, einstellen können. Manche Partnerinnen lehnen diese artifizielle Sexualität ab, ganz besonders dann, wenn sie nicht informiert waren. Beratende Vorgespräche sind deshalb unbedingt notwendig.

Vakuumpumpe, Penisring. Wegen der vielen und schwer einschätzbaren Nebenwirkungen der gefäßchirurgischen Operationen, der SKAT-Methode und der Penisprothesen erleben diese Hilfsmittel eine Renaissance. Sie werden hier wegen ihrer relativen Unschädlichkeit erwähnt, sind aber ganz sicher nicht jedermanns Geschmack. Die Vakuumapparate, die über den Penis gestülpt werden, verbessern durch Unterdruck eine Gliedsteife. Ist eine maximal mögliche Erektion erreicht, wird sie durch ein dickes Gummiband gehalten, das um die Peniswurzel gelegt wird. Es muß spätestens nach einer Stunde entfernt werden.

Nach dem gleichen Prinzip funktionieren die Penisringe, die eine Gliedsteife aufrechterhalten können. Voraussetzung ist allerdings, daß der Mann zunächst eine ausreichende Erektion erreichen kann.

Ich persönlich meine, Sexualität kann erfüllender, erlebnisreicher sein, wenn man auf die genannten Hilfsmittel verzichtet und dafür unter Umständen eine ungenügende Funktionsfähigkeit in Kauf nimmt. Das ist aber nur dann möglich, wenn man die Sexualität nicht auf das Erleben eines Geschlechtsverkehrs einengt, sondern das Erleben von Zärtlichkeit, von Körperkontakt, von intimer Gemeinsamkeit als sehr wesentliche Teile der Sexualität empfindet.

6. Psychotherapie

Die Psychotherapie sexueller Funktionsstörungen erlebte ihre ersten großen Erfolge mit der Einführung des Behandlungsverfahrens nach Masters und Johnson, eines amerikanischen Gynäkologen und seiner psychologischen Mitarbeiterin. Sie behandelten in den sechziger Jahren 510 Paare, die unter sexuellen Störungen litten, und publizierten 1970 (deutsche Ausgabe 1973) die Beschreibung ihres therapeutischen Vorgehens sowie die Behandlungsergebnisse. Das Therapieprogramm basiert auf ihren physiologischen Untersuchungen des ungestörten Sexualverhaltens und auf einer Kombination von Verfahren, die bis dahin zum Teil einzeln und unsystematisch angewendet wurden.

Die äußeren formalen Bedingungen des Konzepts ihrer Behandlung können mit den Begriffen Paar-, Team- und Intensivtherapie beschrieben werden (Arentewicz und Schmidt, 1993). Das bedeutet folgendes: Die Therapie geschieht immer gemeinsam mit dem Partner, da „es so etwas wie einen unbeteiligten Partner in einer Partnerschaft nicht gibt, in der sexuelle Störungen aufgetreten sind" (Masters und Johnson, 1973). Weiterhin fordern Masters und Johnson, daß die Therapie von zwei Kotherapeuten – einem Mann und einer Frau – durchgeführt wird, weil dadurch beide Partner einen Vertreter und einen Interpreten haben, der sie aufgrund seiner eigenen Erfahrungen als Mann bzw. Frau besonders gut verstehen kann. Als intensiv wird die Therapie von Masters und Johnson deswegen bezeichnet, weil sie ursprünglich in nur zwei bis drei Wochen durchgeführt wurde.

Inhaltlich besteht die Therapie aus einer Reihe von aufeinanderfolgenden Verhaltensübungen, die das Paar zwischen den Sitzungen durchführt. Die Erfahrungen mit den Übungen werden jeweils in der nächsten Sitzung besprochen und ausgewertet. Zusätzlich werden immer sonstige Probleme bearbeitet, die den sexuellen Bereich beeinträchtigen. Über verschiedene, im Schwierigkeitsgrad ansteigende Zwischenstufen wird das sexuelle Verhalten Stück für Stück wieder aufgebaut. Unter dem Gebot, zunächst keinen Koitus auszuüben, werden folgende Stufen durchlaufen: Abwechselndes Streicheln des ganzen Körpers mit Ausnahme der Genitalregionen („Sensate Focus", sensorische Fokussierung), erkundendes Streicheln der Genitalien, stimulierendes Streicheln und Umgang mit Erregung, Petting bis Orgasmus, Einführen des Penis ohne Bewegung, Koitus mit erkundenden Bewegungen bis zu nicht mehr durch Verhaltensanweisungen beschränkten sexuellen Tätigkeiten. Anschließend werden weitere symptomspezifische Behandlungsprogramme eingesetzt. Sie betreffen ein gesondertes Vorgehen bei Erektionsstörungen und beim frühzeitigen Orgasmus sowie bei der Behandlung von Orgasmusstörungen der Frau und des Scheidenkrampfs.

Masters und Johnson berichten über recht gute Erfolgsquoten. Allerdings definieren sie ihre Erfolgskriterien nicht eindeutig. Dennoch ist den Angaben zu entnehmen, daß Männer mit einer frühzeitigen Ejakulation (97,8 % erfolgreich) und Frauen mit einer primären Anorgasmie (83 % erfolgreich) besonders gut auf diese Art der Therapie ansprechen, während Frauen mit einer sekundären Anorgasmie, die also erst im Laufe des Lebens entstanden ist (77 % erfolgreich), und Männer mit einer primären Erektionsstörung (59,4 % erfolgreich) schwieriger zu behandeln sind. Diese Zahlen waren auch bei einer Befragung der ehemaligen Patienten bis zu fünf Jahre nach Therapieabschluß noch sehr ähnlich. Sie wurden von anderen Forschergruppen in Amerika und in Europa in den folgenden Jahren bestätigt. Das sind für eine Psychotherapie ganz erstaunlich hohe Erfolgszahlen.

Seit 1970 wurden zahlreiche Weiterentwicklungen des Vorgehens nach Masters und Johnson vorgeschlagen und zum Teil wissenschaftlich überprüft; das Grundprinzip der Behandlung blieb immer gleich. Die Variationen betreffen formale wie inhaltliche Aspekte der Therapie. Darüber hinaus wurde versucht, für bestimmte Patientengruppen neue Behandlungsformen zu entwickeln oder spezielle bei Masters und Johnson vernachlässigte Problembereiche mit in die Therapie einzubeziehen.

Die wichtigsten Weiterentwicklungen werden kurz genannt:

Reduktion des Aufwandes. Die Therapie wird heute nur mit einem Therapeuten und mit ein bis höchstens zwei Sitzungen wöchentlich durchgeführt.

Verfahren zur Verbesserung der sexuellen Erlebnisfähigkeit. Hierzu gehören z. B. Übungen zur Selbsterfahrung des Körpers, der Einsatz von sexuellen Phantasien, die zum Teil erst zu erlernen sind, und die Anwendung des in verschiedenen Psychotherapieschulen bekannten Prinzips des Rollenspiels.

Behandlung von Frauen mit primärer Anorgasmie, d. h. von Frauen, die noch nie einen sexuellen Höhepunkt erlebt haben. Nach einem speziellen Programm lernt die Frau in systematischer Weise, ihre Angst und ihre Schuldgefühle gegenüber dem eigenen Körper abzubauen, neue positive Gefühle sowie bestimmte sexuelle Fertigkeiten aufzubauen und über die Eigenstimulierung erstmals einen Orgasmus zu erreichen.

Behandlung von Patienten ohne Partner. Frauen ohne Partner, die noch nie einen Orgasmus erlebt hatten, wurden in Frauengruppen mit dem soeben genannten Programm mit sehr gutem Erfolg behandelt. Schwieriger ist die Situation der Männer, die z. B. durch ihre Erektions- und Orgasmusstörungen so entmutigt sind, daß sie sich nicht mehr trauen, den Kontakt zu einer Frau aufzunehmen. Um dieses wieder zu ermöglichen, soll die Therapie hauptsächlich die Selbstsicherheit fördern. Weiterhin wird eine Art systematischer Desensibilisierung angewandt, eine verhaltenstherapeutische Methode, die sich zur Behandlung von Ängsten und Phobien sehr bewährt hat. Hier wird sie eingesetzt, um die sexuellen Versagensängste abzubauen.

Insgesamt gesehen soll eine Therapie funktioneller Sexualstörungen die Bedingungen, die eine sexuelle Problematik aufrechterhalten, auflösen. Zusätzlich werden die weiteren psychischen Probleme psychotherapeutisch bearbeitet.

III. Paraphilien, Sexuelle Deviationen

Die menschliche Sexualität hat eine große Variationsbreite, sowohl in der Intensität des sexuellen Erlebens als auch in den sexuellen Verhaltensweisen. Diese große Variabilität macht es sehr schwer, Grenzen zwischen „Normalität" und „Abweichung" zu ziehen. Die Unterschiede in den Auffassungen, was als „abweichend" anzusehen sei, haben zu verschiedenen Begriffen geführt wie „Perversionen", „Deviationen", „Variationen", „Paraphilien". Vielleicht ist Paraphilie der umfassendste Begriff; er hat sich in den international üblichen Klassifikationsschemata psychischer Störungen eingebürgert. Er wird deshalb auch in diesem Kapitel vorwiegend benutzt, die anderen Begriffe als Synonyme.

In der Vergangenheit wurden Paraphilien als klar abgrenzbare Störungssyndrome gesehen, entsprechend einer Krankheit mit typischer Symptomatologie auf der Ebene des sexuellen Verhaltens (z.B. Gliedentblößung) und typischer Persönlichkeitsstruktur (z.B. infantile Persönlichkeit). Es wurde eine Sexualpathologie beschrieben, die zunächst keinen Bezug zur „normalen" Sexualität nahm. Es ist sicher das Verdienst Sigmund Freuds, als erster eine Theorie der psychosexuellen Entwicklung geschaffen zu haben, aus der er die Entstehung abnormer Sexualität ableitete. Die Häufigkeit sogenannter perverser Verhaltensweisen und -tendenzen bei seinen Patienten führte Freud zu der Meinung, „daß auch die Anlage zu den Perversionen keine seltene Besonderheit, sondern ein Stück der für normal geltenden Konstitution sein müsse" (Gesammelte Werke, Band V, S. 71). Aus solchen Gedanken entwickelte er sein Konzept von der „polymorph-perversen" Anlage jedes Menschen. Damit deutete sich erstmals der Gedanke an, daß es keine scharfe Abgrenzung zwischen „normaler, gesunder" und „abnormer, kranker" Sexualität gebe. Hans Giese (1962) führte diese Überlegungen entscheidend weiter. Er sprach von sexuellen „Fehlhaltungen" und meinte damit atypisches seltenes Sexualverhalten, das von den jeweils geltenden Normen abweicht und damit gegen herrschende Moralvorstellungen verstößt. Davon grenzte er die sexuellen „Perversionen" mit fortschreitend süchtigem Verlauf ab. Diese Unterscheidungen wurden von seinen Schülern aufgegriffen und weiterentwickelt. Heute wird vorwiegend aus psychoanalytischer Sicht versucht, die paraphilen Symptombildungen als kreative Abwehrleistungen zu verstehen und sie damit aus ihrer negativen Bewertung herauszubekommen. Paraphilien sind nach dieser Auffassung hochkomplizierte Gebilde, etwas Konstruktives, erklärbar aus der Lebensgeschichte des Betroffenen. Das ist aber nicht die einzige derzeit diskutierte Theorie (s. S. 99).

Auf der Ebene des Verhaltens ist eine Paraphilie am besten zu beschreiben als sexueller Drang nach einem unüblichen Sexualobjekt oder nach unüblicher Art sexueller Stimulierung. Das ist zunächst eine wert- und theoriefreie – eine sogenannte operationale – Definition. Zur „Normalität" gibt es fließende Übergänge. Es sind vor allem soziokulturelle Normen, die Grenzen setzen. Sie sind in verschiedenen Völkern sehr unterschiedlich. Der Transvestitismus ist bei uns eine Paraphilie, in anderen Kulturen genießen Transvestiten hohes Ansehen, z.B. bei einigen Naturvölkern Südostasiens. Bei den Leptschas in Indien sind sexuelle Beziehungen zwischen erwachsenen Männern und Mädchen ab dem 6. Lebensjahr erlaubt und gar nicht selten. Auch in unserem Kulturraum werden die Grenzen unterschiedlich gezogen.

Eberhard Schorsch (1985) unterscheidet vier Intensitätsstufen einer paraphilen Symptomatik.

Stufe 1: Ein devianter Impuls taucht einmalig oder sporadisch auf, gebunden an einen aktuellen Konflikt oder eine besondere Lebenskrise.

Stufe 2: Eine deviante Reaktion wird zum immer wiederkehrenden Konfliktlösungsmuster, ohne die sexuelle Orientierung zu bestimmen.

Stufe 3: Es entwickelt sich eine stabile deviante Orientierung. Sexualität ist ohne devianten Inhalt nicht oder nicht intensiv zu erleben (sogenannte Fixierung).

Stufe 4: Die stabile deviante Orientierung geht über in eine progrediente Entwicklung und Verlaufsform. Sie ist von Giese als „sexuelle Süchtigkeit" beschrieben worden. Er hat charakteristische Leitsymptome herausgearbeitet:

– Verfall an die Sinnlichkeit: Spezifische Reize erhalten Signalcharakter.

– Zunehmende Häufigkeit sexuell devianten Verhaltens mit abnehmender Befriedigung.

– Trend zur Anonymität und Promiskuität.

– Ausbau devianter Phantasien und Praktiken.

– „Süchtiges Erleben".

Eine fixierte Paraphilie (ab Stufe 3) wird u. a. durch folgende Gesichtspunkte charakterisiert:

1. Stereotypes ritualisiertes sexuelles Verhalten: Dieselbe sexuelle Verhaltensweise wird immer erneut durchgespielt, nur dadurch ist sexuelle Befriedigung möglich.

2. Der Partner wird zum Objekt. Die individuellen Bedürfnisse und sexuellen Äußerungen des Partners sind zweitrangig und werden nur akzeptiert, wenn sie den Erwartungen des Devianten entsprechen; sonst werden sie als störend erlebt. Vom Partner wird erwartet, daß er eine bestimmte Rolle spielen soll, er darf nicht er selbst sein. Das Zusammensein vollzieht sich innerhalb des vom Devianten abgesteckten Rahmens.

3. Die orgastische Befriedigung, sowohl physisch als auch psychisch, wird nur unter den ganz speziellen Bedingungen erreicht, die für die Abweichung charakteristisch sind, nicht dagegen beim gewöhnlichen Koitus. Dieser wird als ein Ersatz aufgefaßt.

Paraphilien sind keine abgegrenzten Entitäten, die mit einer jeweils typischen Persönlichkeitsauffälligkeit einhergehen, wie früher angenommen wurde. Sie treten auch nicht immer isoliert auf, sondern manchmal kombiniert mit anderen sexuellen Verhaltensabweichungen. Die häufigsten Formen sind mit den international üblichen Definitionen in der Tabelle 2 zusammengestellt.

Sexuell Deviante müssen als Persönlichkeit keineswegs aggressive Menschen sein, obwohl es sie auch gibt. Die meisten sind eher gehemmte Personen, die unter Umständen in ihrer

Sexualität aggressiv werden können. Sie sind jedoch zu unterscheiden von sexuellen Straftätern, die oft nicht paraphil sind, sondern sexuell aggressiv im Rahmen üblicher Sexualität.

Tabelle 2: Sexuelle Deviationen, Paraphilien

Über einen Zeitraum von mindestens 6 Monaten bestanden wiederkehrende, starke sexuelle Impulse und sexuell erregende Phantasien,

Exhibitionismus:	... die das Entblößen der eigenen Geschlechtsteile gegenüber einem nichtsahnenden Fremden beinhalten.
Fetischismus:	... die den Gebrauch lebloser Objekte (z. B. weibliche Unterwäsche) beinhalten.
Pädophilie:	... die sexuelle Aktivität mit einem vorpubertären Kind oder Kindern (gewöhnlich im Alter von 13 Jahren oder jünger) beinhalten.
Transvestitismus (transvestitischer Fetischismus):	... die im Zusammenhang mit weiblicher Verkleidung bei einem heterosexuellen Mann standen.
Voyeurismus:	... die die Beobachtung argloser Personen, die nackt sind, sich gerade entkleiden oder sexuelle Handlungen ausführen, beinhalten.
Frotteurismus:	... die das Berühren und Sich-Reiben an Personen betreffen, die mit der Handlung nicht einverstanden sind.
Sexueller Masochismus:	... die mit einem realen, nicht simulierten Akt der Demütigung, des Geschlagen- und Gefesseltwerdens oder sonstigen Leidens verbunden sind.
Sexueller Sadismus:	... die reale, nicht simulierte Handlungen beinhalten, in denen das psychische oder physische Leiden (einschl. Demütigung) des Opfers für die Person sexuell erregend ist.
Sodomie:	... die sexuelle Aktivität mit Tieren beinhaltet.
Erotophonie:	... die obszöne Telefonanrufe beinhalten mit Personen, die ahnungslos oder damit nicht einverstanden sind.

Ursachen

Die Ursachen von Paraphilien sind unbekannt. Personen mit sexuellen Deviationen sind in ihren Persönlichkeiten, in ihren Lebensgeschichten und in ihren devianten Verhaltensweisen so unterschiedlich, daß es unwahrscheinlich ist, dafür eine einfache Erklärung zu finden. Lediglich in einem Punkt gibt es eine große Übereinstimmung: Die meisten Paraphilen sind Männer. Die Ursachen sexueller Devianz werden in verschiedenen, sehr individuellen Bereichen zu suchen sein, wobei die Lebensgeschichte, die familiäre Situation, der soziokulturelle Hintergrund und die eigene Persönlichkeit wesentlich sein dürften. Das wird auch in den verschiedenen Theorien zur Erklärung von Paraphilien so gesehen; die Schwerpunkte werden allerdings unterschiedlich gesetzt. Die einzelnen Theorien können Teile sexuell devianten Verhaltens und ihrer Entwicklung verständlich machen, haben aber alle auch Erklärungsschwächen. Die bisher wichtigsten theoretischen Überlegungen haben die Psychoanalyse und die Lerntheorie geliefert (vgl. Schorsch et al. 1985; Kockott im Druck). John Money (1986) hat versucht, sie in einer Theorie zu vereinen.

Beratung und Therapie

Paraphile leiden häufig unter ihrer Andersartigkeit, oft jedoch nicht so sehr unter der Devianz selbst als vielmehr unter der Ächtung und Ablehnung, die sie deswegen erfahren. Beratende Gespräche sind deshalb häufig nötig. Sie erfüllen eine Reihe von Aufgaben:

– Sie können für den Paraphilen die erstmalige Chance sein, ein offenes Gespräch zu führen mit jemandem, von dem sie sich ernstgenommen fühlen. Das allein kann eine psychische Entlastung darstellen.

– In einem solchen Gespräch kann geklärt werden, ob das sexuelle Verhalten überhaupt als deviant anzusehen ist oder nur vom Betroffenen oder dessen Partner als „pervers“ erlebt wird.

– Wer will eine Veränderung? In der Regel ist die Motivation für eine Veränderung sehr ambivalent. Häufig ist der Druck von Angehörigen und der sozialen Umgebung erheblich. Es wird also im Rahmen der Beratung zu entscheiden sein, ob eine Therapie überhaupt erforderlich ist und entsprechende

Motivationsarbeit geleistet werden muß, oder ob Gespräche mit Angehörigen nötig sind, um Verständnis für die sexuellen Besonderheiten des Patienten zu wecken.

– Ist das Akzeptieren der sexuellen Devianz zumindest teilweise möglich? Beispiele hierfür sind Transvestiten oder Sadomasochisten, die ihre Deviation in Transvestitenclubs oder sadomasochistischen Zirkeln ausleben können.

– Beratende Gespräche haben auch das Ziel, Informationen über therapeutische Möglichkeiten zu geben. Dadurch fühlen sich Paraphile oft ihrer sexuellen Devianz nicht mehr hilflos ausgeliefert. Es kann auch entlasten, wenn der Betroffene erfährt, nicht der einzige mit einer solchen Problematik zu sein.

Therapie

Grundsätzlich gibt es zwei Möglichkeiten: medikamentöse Behandlung und Psychotherapie. Im Rahmen dieses Büchleins kann hierauf nur orientierend eingegangen werden.

Medikamentöse Behandlung. Seit 1966 existiert in Deutschland ein Medikament, Cyproteronacetat, das im allgemeinen gut vertragen wird. Da Cyproteronacetat lediglich die sexuelle Lust vermindert und das nur, solange das Medikament genommen wird, aber keinerlei Auswirkung auf die paraphile Interessensausrichtung hat, besteht Einigkeit darüber, daß diese Medikation in der Regel nur eine Zusatzbehandlung zu einer Psychotherapie sein kann, vor allem zur Erleichterung des Einstiegs.

Psychotherapie. Sie ist als Behandlungsmethode bei sexueller Devianz wirkungsvoller, als man bis vor kurzem glaubte. Sogar unter den Bedingungen eines geschlossenen Hauses (Spezialkliniken, Gefängnisse) waren erfolgreiche Therapien möglich.

Die vorwiegend ambulant angewandten Behandlungsverfahren sind heute sehr breit angelegt. Sie umfassen sozialtherapeutische Maßnahmen, stützende Psychotherapie, verhaltenstherapeutische und psychodynamisch-psychoanalytisch orientierte

Verfahren. Man kann die Inhalte stichwortmäßig wie folgt zusammenfassen:

– Hilfe bei der Bewältigung äußerer Lebensumstände, im wesentlichen durch Bewährungshelfer oder Sozialarbeiter.

– Unterstützung bei der Bewältigung aktueller Krisen, z. B. bei drohender Partnertrennung.

– Verhaltenstherapeutisches Arbeiten auf der Ebene konkreten Verhaltens und Erlebens. Hierzu gehört u. a. Reduktion des bzw. Kontrolle über das sexuell-deviante Verhalten, Aufbau nicht devianten Sexualverhaltens, Verbesserung sozialer Fertigkeiten (z. B. Selbstsicherheit) und von Fähigkeiten in zwischenmenschlicher Kommunikation. Außerdem geht es um das Erlernen von Strategien, einem Rückfall in die Devianz vorzubeugen. Dieser Bereich ist in den meisten Therapien zum Schwerpunkt geworden.

– Mit psychoanalytisch-psychodynamischen Methoden wird versucht, die intrapsychische Bedeutung der paraphilen Symptomatik und ihren biographischen Hintergrund zu erkennen.

Nach diesem therapeutischen Vorgehen wurden in Hamburg 86 Sexualstraftäter behandelt (Schorsch et al., 1985). Bei ⅕ wurden die Therapieergebnisse als guter, bei weiteren ⅖ als mittlerer Erfolg bewertet, 41 % wurden nicht erfolgreich behandelt. Die Ergebnisse blieben im wesentlichen über mehrere Jahre stabil. Nach zweieinhalb Jahren war es bei 73 % der behandelten Patienten zu keinem Rückfall gekommen.

IV. Homosexualität

Als homosexuell (homophil) werden Menschen bezeichnet, „die durch das gleiche Geschlecht sexuell angezogen werden und/oder sexuelle Kontakte mit Menschen haben, die dem gleichen Geschlecht angehören" (Bräutigam und Clement 1989). Die Homosexualität nimmt eine Sonderstellung unter den sexuellen Variationen ein. Es fehlt die hohe Bedeutung eines ausschließlich sexuellen Aspektes, die wir bei den sexuell Devianten erleben. Statt dessen besteht bei homosexuellen Menschen eine auf einen anderen Menschen – und zwar auf den ganzen Menschen – bezogene erotisch-sexuelle Zuneigung. Es können sich tiefe Liebesbeziehungen entwickeln, die zu langfristigen Partnerschaften führen. Die Homosexualität ist von allen sexuellen Variationen der Heterosexualität am ähnlichsten.

Es gibt nicht den typischen homosexuellen Menschen. Wie in der Durchschnittsbevölkerung begegnen wir einer großen Variabilität von Persönlichkeiten, vom psychisch völlig unauffälligen bis zum psychisch auffälligen Menschen. Die Zuneigung zu einem Partner gleichen Geschlechts kann unterschiedlich stark ausgeprägt sein. Aufgrund seiner Untersuchungsergebnisse stellte Kinsey (1948, 1953) fest, daß das häufig angenommene Entweder-Oder von Homosexualität und Heterosexualität nicht existiert. Er entwickelte die sogenannte Kinsey-Skala mit ihren Abstufungen von 0–6 (siehe Kapitel „Sexuelle Partnerorientierung", S. 24ff.). Aufgrund seiner Befragungen, die sich im wesentlichen auf das sexuelle Verhalten beziehen, kam er zu der Überzeugung, daß zwischen der Homosexualität und der Heterosexualität fließende Übergänge bestehen.

Homosexualität läßt sich nicht über sexuelles Verhalten allein definieren, sondern ist eine Frage der inneren Einstellung, eine feste sexuelle Partnerorientierung. Meistens geht sie zwar mit einem entsprechenden homosexuellen Verhalten einher, aber das muß nicht so sein. Die häufig fehlende Übereinstimmung von Verhalten, Einstellung und Erleben läßt es als sinnvoll erscheinen, die homosexuelle Ausrichtung auf den genannten verschiedenen Ebenen zu definieren und daraus dann ein Gesamturteil zu bilden. Dieses Vorgehen hat vor allem Klein (1985) propagiert (s. S. 26).

Die weit überwiegende Mehrzahl aller Menschen schätzt sich in ihrer Orientierung als heterosexuell ein, eine wesentlich kleinere Gruppe als homosexuell. Dazwischen gibt es sicher Personen mit Übergängen in ihrer sexuellen Partnerorientierung. Eine anhaltende bisexuelle Orientierung ist wahrscheinlich sehr selten.

Erscheinungsformen

Die weit überwiegende Mehrzahl Homosexueller sind Personen, denen ihre homosexuelle Partnerorientierung selbst klar ist; sie bejahen sie meistens und leben sie aus. Diese „gewöhnlichen Homosexuellen", wie sie Dannecker und Reiche (1974) nennen, würden sich auf der Kinsey-Skala auf den Stufen 5 und 6 einschätzen. Sie machen nach mehreren größeren Untersuchungen ca. 4–5 % der Gesamtpopulation der Männer aus und ca. 1–2 % aller Frauen.

Eine recht große Gruppe sind Jugendliche mit vorübergehendem homosexuellen Verhalten, von Bräutigam „Entwicklungshomosexuelle" genannt. Das Auftreten dieser Form von Homosexualität hängt stark von äußeren Bedingungen ab; man findet homosexuelle Kontakte unter jungen Männern oft in Internaten, Kasernen, in Gefängnissen und unter ähnlichen Verhältnissen, unter denen der Kontakt zum Gegengeschlecht unmöglich oder sehr erschwert ist. In manchen Kulturen gibt es eine rituelle scharf begrenzte Zeit homosexuellen Verhaltens in der Jugend (s. S. 106). In den Kinsey-Befragungen lag die Häufigkeit dieses entwicklungshomosexuellen Verhaltens in der amerikanischen Bevölkerung bei 37 %. Andere Untersuchungen, auch aus jüngster Zeit in Deutschland, kommen auf Zahlen um 20 %.

Es ist schwer abzuschätzen, wie groß die Zahl bisexueller Personen ist; das hängt sehr stark davon ab, wie man Bisexualität definiert. Die Kerngruppe bisexueller Menschen, die *durchgängig* zu tiefen erotisch-sexuellen Beziehungen sowohl zu Männern als auch zu Frauen in der Lage sind, ist wahrscheinlich klein. Sie mag für Männer 1 % der männlichen Gesamtbevölkerung ausmachen. Nicht selten ist die Angabe, bisexuell zu sein, eine Schutzbehauptung homosexueller Männer, die ihre Homosexualität nicht angeben wollen oder sich selbst noch nicht eingestehen können. Ganz unklar ist es, wie häufig Frauen bisexuell sind. Vielleicht ist diese Partnerorientierung bei Frauen verbreiteter.

Ursachen

Die Ursachen der Homosexualität sind unbekannt. Die Vertreter der verschiedenen Entstehungstheorien sind sich aber in einem Punkt einig: Die homosexuelle Partnerorientierung wird sehr früh in der Lebensgeschichte festgelegt, auch wenn sie sich erst später, nämlich in der Pubertät, deutlich äußert.

Körperliche Befunde

Im Kapitel „Sexuelle Partnerorientierung" (S. 24ff.) wurden die Befunde und Überlegungen besprochen, die generell mit der Frage der sexuellen Partnerorientierung zu tun haben, also auch mit der Frage nach der Entstehung der heterosexuellen Partnerorientierung. An dieser Stelle werden deshalb nur mehr Befunde erwähnt, die speziell Überlegungen zur Entwicklung homosexueller Orientierung betreffen.

Genetische Untersuchungen. Es ist in der Forschung üblich geworden, der Frage erblicher Veranlagung bestimmter Verhaltensweisen in sogenannten Zwillingsstudien nachzugehen. Je höher die Konkordanzrate für ein bestimmtes Verhalten (Auftreten dieses Verhaltens bei beiden Zwillingen) bei eineiigen gegenüber zweieiigen Zwillingen ist, desto wahrscheinlicher ist dieses Verhalten genetisch vererbt: Eineiige Zwillinge haben ein völlig identisches Erbgut, zweieiige Zwillinge nicht. Kritiker sagen – nicht zu Unrecht –, bei Untersuchungen dieser Art seien soziale Faktoren nicht ausgeschlossen. So könne man

z. B. annehmen, daß eineiige Zwillinge wegen ihrer sehr großen Ähnlichkeit viel eher völlig gleich erzogen würden als zweieiige Zwillinge. Aus diesem Grund ging man zu sogenannten Adoptionsstudien über, die sehr viel aufwendiger sind, aber auch wesentlich aussagekräftiger. Dafür werden Personen ausgewählt, die sofort nach ihrer Geburt zur Adoption freigegeben wurden. Es wird dann erforscht, wie häufig die gesuchte Verhaltensweise in der biologischen Verwandtschaft dieser Personen auftritt. Zeigt sich hier ein deutlich häufigeres Vorkommen als in der Allgemeinbevölkerung, so ist das immer noch kein sicherer Beweis für die Vererbung der Neigung, aber doch ein sehr starker Hinweis.

Die bekannteste Studie ist die von Kallmann (1952). Er fand bei eineiigen Zwillingen eine Konkordanzrate von 89 % für Homosexualität gegenüber 8 % bei zweieiigen Zwillingen. Seine Untersuchungen wurden heftig kritisiert, vor allem deshalb, weil die Ergebnisse an einer sehr speziellen Personengruppe gewonnen wurden: an psychisch kranken und institutionalisierten homosexuellen Männern. Trotz aller berechtigter Einwände scheint aber der große Unterschied in der Konkordanzrate doch zumindest für den Einfluß von Vererbung zu sprechen. Eine Reihe weiterer Studien aus jüngerer Zeit machen ebenfalls eine genetische Mitbeteiligung an der Entstehung homosexueller Partnerorientierung wahrscheinlich. In allerjüngster Zeit glaubt eine amerikanische Forschergruppe Hinweise gefunden zu haben, auf welchem Chromosom die genetische Anlage verankert sein könnte. Adoptionsstudien zur Homosexualität existieren bisher nicht.

Hormone. Man hat eine Fülle von Hormonstudien an erwachsenen Homosexuellen vorgenommen. Sie haben keine Erkenntnisse zur Verursachung der Homosexualität gebracht. Homosexuelle unterscheiden sich in ihren Hormonwerten nicht von Heterosexuellen. Man hat auch den pränatalen (vorgeburtlichen) Einfluß von Hormonen studiert, indem man Kinder untersuchte, deren Mütter während der Schwangerschaft Sexualhormone (zum Erhalt der Schwangerschaft) bekommen hatten (vgl. S. 28). Nach den bisherigen Ergebnissen ist ein ursächlicher pränataler Einfluß von Hormonen nicht auszuschließen, aber stark kann der Einfluß nicht sein. Es wäre allerdings möglich, daß der Zeitpunkt des Einwirkens entscheidend ist; dafür sprechen Ergebnisse aus Tierexperimenten.

Weitere biologische Besonderheiten. Sie wurden im Abschnitt „Sexuelle Partnerorientierung“ (S. 27/28) besprochen. Hier sei nur zusätzlich erwähnt, daß eine Forschergruppe vor einigen Jahren über Befunde berichtete, wonach homosexuelle Männer in bestimmten Kerngebieten des Hypothalamus (einem phylogenetisch alten Teil des Gehirns) anatomische Verhältnisse aufwiesen, die sich signifikant von denen heterosexueller Männer unterschieden, aber mit denen heterosexueller Frauen identisch waren.

Anthropologisch-soziologische Ansichten

Anthropologen weisen darauf hin, daß mehrere Homosexualitäten existieren. In einigen Völkern, z.B. bei einigen Volksstämmen in Südostasien, gibt es für alle männlichen Jugendlichen Phasen homosexuellen Verhaltens, die durch Riten festgelegt sind. Eine solche Phase umfaßt ein genau definiertes Lebensalter am Übergang von der Kindheit zum Erwachsensein, in der die Jungen in das Männerhaus ziehen und homosexuelle Kontakte zu den Männern haben; heterosexuelle Kontakte sind in dieser Zeit strikt unterbunden. In anderen Gesellschaften ist homosexuelles Verhalten nur bestimmten Personengruppen mit einer besonderen gesellschaftlichen Rolle vorbehalten, z.B. den Schamanen. Es gibt also Formen homosexuellen Verhaltens, die sich unter vorwiegend oder gar ausschließlich soziologischem Einfluß entwickeln können.

Psychologische Theorien

Die Psychoanalyse war ursprünglich der Meinung, die männliche Homosexualität entwickle sich aus einer gestörten Auflösung des Ödipuskomplexes; man sprach von einem „negativen Ausgang“. Statt sich vom gegengeschlechtlichen Elternteil zu lösen und sich mit dem gleichgeschlechtlichen zu identifizieren, komme es zu einer Identifizierung mit dem gegengeschlechtlichen Elternteil und dadurch zu einer sexuellen Partnerorientierung, die auf das eigene Geschlecht ausgerichtet ist. Später wurde angenommen, diese Identifizierung geschehe schon vor dem Eintritt in die ödipale Phase, nämlich in der sogenannten narzißtischen Phase im 1. bis 2. Lebensjahr. Es komme vor allem auf das „richtige" Verhalten der Mutter an, die eine nicht zu enge, aber auch nicht zu distanzierte Beziehung zu ihrem Kind entwickeln dürfe. Eine zu enge Bindung führe bei Jungen zur Homosexualität. Neuerdings wird auch die leibliche bzw. psychische Abwesenheit des Vaters in der Kleinstkindzeit als eine Teilursache für die Entwicklung männlicher Homosexualität diskutiert. Wenn überhaupt, dann scheint das aber eher eine Rolle bei der Entwicklung der männlichen Geschlechtsidentität zu spielen.

Die Ergebnisse empirischer Untersuchungen unterstützen die psychoanalytischen Theorien kaum. So kommen Mitarbeiter des Kinsey-Instituts aufgrund ihrer Untersuchungen zur Schlußfolgerung, die Identifikation mit dem gegengeschlechtlichen Elternteil habe für die Entwicklung einer homosexuellen Partnerorientierung keinen nachweisbaren Einfluß, eher noch das Ausmaß der Identifizierung mit dem gleichgeschlechtlichen Elternteil. Die Art der Beziehung zur Mutter ist demnach bedeutungslos, eher scheinen negative Beziehungen zum Vater eine Rolle zu spielen. Die sexuelle Partnerorientierung ist diesen Untersuchungen zufolge lange vor der Pubertät festgelegt, wird aber erst in der Pubertät sehr deutlich. Die Forschergruppe diskutierte, ob Homosexualität nicht etwas mit der „Linkshändigkeit" Vergleichbares sei, eine Neigung, die man mit auf die Welt bringt und welche durch Umwelteinflüsse nach der Geburt in ihrer Ausprägung veränderbar, formbar ist.

Die Ursachenforschung bei der weiblichen Homosexualität steckt in den Kinderschuhen. Weder existieren größere Untersuchungen zu körperlichen Befunden, noch sind bislang ernstzunehmende Theorien zu ihrer Entstehung entwickelt worden.

Faßt man alle derzeit verfügbaren Untersuchungsbefunde und Überlegungen zusammen, so erscheint die Theorie von John Money (s. S. 29) am wahrscheinlichsten: Die sexuelle

Partnerorientierung entwickelt sich schrittweise; dabei greifen in zeitlich kritischen Phasen vor- und nachgeburtlich organische und psychische Faktoren ineinander und beeinflussen sich gegenseitig.

Die Verführungshypothese

Man kann zur Homosexualität nicht „verführt" werden. Es kann höchstens eine innerlich schon bestehende Bereitschaft geweckt werden. Ca. 25 % der Männer machen als Jugendliche wenigstens einmal eine homosexuelle Erfahrung. Wären sie dadurch zur Homosexualität zu verführen, dann müßte der Anteil Homosexueller in der Gesamtbevölkerung wesentlich höher sein als 4 bis 5 %. Umgekehrt berichten sehr viele Homosexuelle von heterosexuellen Erfahrungen in ihrer Jugend. Wäre man zur sexuellen Partnerorientierung verführbar, dann müßten Personen mit heterosexuellen Erfahrungen zu Heterosexuellen werden. Menschen, die trotz heterosexueller Vorerfahrungen homosexuell sind, dürfte es danach gar nicht geben. Die Gesetzgebung hat in Deutschland diesen Erkenntnissen in allerjüngster Zeit (Juni 1994) Rechnung getragen und das sogenannte Schutzalter für männliche und weibliche Jugendliche einander angeglichen und auf 16 Jahre festgelegt.

Das sogenannte Coming-out

Die Entwicklung vom Erleben erster gleichgeschlechtlicher Interessen bis hin zum offenen Bekenntnis zur eigenen homosexuellen Partnerorientierung, dem sogenannten Coming-out, setzt meist in der frühen Pubertät ein. Der Beginn dieser Entwicklung liegt wahrscheinlich zwischen dem 11. und 12. Lebensjahr. Mit ca. 16 Jahren ist zwei Dritteln der später Homosexuellen ihre gleichgeschlechtliche Orientierung bereits einigermaßen deutlich, und mit 20 Jahren sind sich zwei Drittel ihrer homosexuellen Orientierung völlig gewiß. Diese Entwicklung geht also wesentlich langsamer voran als das Erlangen der Gewißheit, heterosexuell zu sein. Das ist wohl damit erklärbar, daß der junge Mensch weiß, was ihn in der Gesellschaft erwartet, wenn er homosexuell ist. Wahrscheinlich aus dem gleichen Grund existiert eine homosexuelle „Subkultur". Sie gab es schon immer in allen Gesellschaften und in allen Zeitepochen. Je nach der allgemeinen Einstellung der Gesellschaft zur Homosexualität war die sogenannte „Szene" versteckter oder offener. Sie ist als eine Art „Notgemeinschaft" zu verstehen. Hier sammeln sich die Mitglieder einer Minorität, um gemeinsam gegenüber der Majorität besser bestehen zu können. Die Szene ist sicher auch wichtig, um Partner zu finden.

Homosexuelle, zumindest männliche Homosexuelle, neigen häufiger zu Partnerwechsel als Heterosexuelle. Außerdem haben sie oft neben einer festen Partnerbeziehung kurzfristige oder anonyme Kontakte zu einer Reihe weiterer Partner – auch das ist häufiger als bei heterosexuellen Paaren. Dieses promisk erscheinende Partnerverhalten ist nicht leicht zu erklären. An einer höheren sexuellen Appetenz kann es nicht liegen, sie scheint bei Homosexuellen und Heterosexuellen gleich zu sein. Die Ursachen könnten in der den Homosexuellen fehlenden Institution der Ehe, in den Aufgaben einer Familie mit Verantwortung gegenüber Kindern und ähnlichem zu suchen sein, die eine heterosexuelle Partnerschaft auch in einer Krise zusammenhalten. Es könnte sich außerdem um einen Unterschied in der Persönlichkeit der Homosexuellen handeln oder um ein leichteres Ansprechen auf sexuell attraktive Partner. Vielleicht ist diese Differenz auch ein Ausdruck dessen, daß die Sexualität in gleichgeschlechtlichen Beziehungen eine stärkere Gewichtung erfährt.

Analverkehr ist eine seltene, aber von einigen bevorzugte Form sexueller Aktivität. Bei männlichen Homosexuellen war aus Gründen, die bisher nicht ganz klar sind, Analverkehr sehr viel verbreiteter als bei heterosexuellen Männern. Den Anus als „Ersatzorgan" für die Scheide anzusehen, ist wahrscheinlich als Begründung unzureichend. Mit dem Aufkommen von AIDS änderte sich die Situation grundlegend.

Die Auto-Immun-Schwäche wird durch direkte Berührung von Körpersäften übertragen, meistens über Kontakt von Blut mit Blut oder anderen Körpersäften, zum Beispiel Samen. Drogenabhängige und männliche Homosexuelle waren und sind die Hauptrisikogruppen für AIDS; Drogenabhängige durch gemeinsame Benutzung von Spritzen und Kanülen für die Injektion von Drogen in die Blutbahn und Homosexuelle durch den Analverkehr. Dabei kann es sehr leicht zu feinen Verletzungen und dadurch zum direkten Kontakt von Körpersäften kommen. Nachdem dieser Ansteckungsweg bekannt wurde, haben Homosexuelle drastisch ihr Sexualverhalten geändert im Sinne von „Safer Sex". Inzwischen gibt es AIDS-Kranke in allen Bevölkerungsgruppen. Die beste Vorbeugung sind das Wissen um die Gefahr und „geschützter Sex". Die Aufklärungskampagnen zeigen Wirkung: die Zahlen von Neuerkrankungen steigen längst nicht mehr so an, wie befürchtet wurde.

Weibliche und männliche Homosexualität

Der auffälligste Unterschied besteht in der wesentlich geringeren Zurkenntnisnahme der lesbischen Liebe in der Öffentlichkeit. Da sie auch sehr viel weniger erforscht wurde, ist wenig Spezifisches bekannt. Das sogenannte Coming-out scheint später einzusetzen. Häufig werden zunächst noch über längere Zeit heterosexuelle Kontakte aufgenommen und Beziehungen gepflegt. Möglicherweise ist bisexuelles Verhalten verbreiteter als bei Männern. Ein wesentlicher Unterschied liegt wohl in der Art der Partnerbeziehungen. Sie scheinen zärtlicher, aber auch sinnlicher und dadurch spannungsreicher zu sein. Partnerwechsel ist seltener, die feste Partnerschaft wird gesucht. Sehr intensive Liebesbeziehungen sind keine Seltenheit.

Auch über ihre Ursachen ist noch viel weniger bekannt als über die der männlichen Homosexualität. Die im Ansatz vorhandenen psychologischen, vor allem psychoanalytischen Theorien sind hier noch spekulativer als bei der männlichen Homosexualität und schwer nachvollziehbar.

Erstaunlich ist die auffallende Diskrepanz in der gesellschaftlichen Bewertung. Die weibliche Homosexualität ist nicht nur weniger erforscht, sie fällt in der Öffentlichkeit auch kaum auf, wird wenig beachtet und selten zur Sprache gebracht. Sie wird auch weniger verfolgt: Weibliche Homosexualität war und ist fast nirgends unter Strafe gestellt. Über das „Warum“ kann man nur spekulieren. Ist die männliche Homosexualität bedrohlicher, und wenn ja, warum? Oder sind wir zärtliches Verhalten unter Frauen mehr gewohnt, so daß uns das lesbische Verhalten weniger fremd ist? Warum wirkt weibliches homosexuelles Verhalten auf heterosexuelle Männer durchaus erotisch stimulierend (auf Frauen wohl auch), während männliches homosexuelles Verhalten dagegen bei heterosexuellen Männern und Frauen eher Anstoß erregt? Manche sehen in der „Nichtbeachtung“ der weiblichen Homosexualität eine besondere Form weiblicher Diskriminierung. Erst neuerdings gibt es besonders in der Frauenbewegung eine ausgeprägte Lesbenszene mit deutlich artikuliertem Selbstbewußtsein.

Schlußbemerkung

Obwohl Sexualität ein wichtiger Bestandteil des menschlichen Lebens ist, ist die wissenschaftliche Beschäftigung mit der Sexualität kaum älter als 100 Jahre. Wie in den vorangegangenen Kapiteln dargestellt, wissen wir in einigen Bereichen inzwischen sehr viel; unsere Kenntnis über die körperliche sexuelle Entwicklung beispielsweise ist weit vorangeschritten. Andere grundsätzliche Fragen sind aber noch ganz ungeklärt. Sehr interessante Überlegungen sind angestellt worden zur Entstehung der Geschlechtsidentität und der sexuellen Partnerorientierung, aber eine überzeugende Theorie haben wir noch nicht, und die bisher gewonnenen Erkenntnisse lassen sich unterschiedlich interpretieren. Wir wissen auch noch wenig darüber, wie sich sexuell abweichendes Verhalten entwickelt. Die Sexualforschung hat also noch viele Aufgaben vor sich. Sie kann aber nur erfolgreich sein, wenn sie die hierfür dringend notwendige Unterstützung erhält. Obwohl Sexualität in den Medien breit diskutiert wird, fällt das offene Gespräch über die eigene Sexualität, über Neigungen und Bedürfnisse, Vorlieben und Probleme, nach wie vor sehr schwer; dabei ist es so wichtig – auch für die eigene Partnerschaft.

Literatur

1. Zitierte Literatur

Barlow, D. H. (1986): *Causes of Sexual Dysfunction: The Role of Anxiety and Cognitive Interference.* Journal of Consulting and Clinical Psychology, 54 (2), 140–148.

Brückner, M. (1990): *Zwischen Kühnheit und Selbstbeschränkung. Von der Schwierigkeit weiblichen Begehrens.* Z. Sexualforschung 3, 195–217.

Buvat, J., Dehaene, L., Lemaire, A., Buvat-Herbaut, Th. (1983): *Arteriell bedingte erektile Impotenz.* Sexualmedizin 12, 248–251.

Dannecker, M. Reiche, R. (1974): *Der gewöhnliche Homosexuelle.* S. Fischer, Frankfurt/M.

Freud, S. (1968): *Gesammelte Werke.* S. Fischer, Frankfurt/Main.

Kallmann, F. J. (1952): *Comparative twin study on the genetic aspects of male homosexuality.* J. nerv. ment. Dis. 115, 283.

Kaplan, H. S. (1974): *The new sex therapy.* New York: Brunner & Mazel.

Kinsey, A. C., Pomeroy, W. B., Martin, C. E. (1948): *Sexual behavior in the human male.* Saunders, Philadelphia, London.

Kinsey, A. C., Pomeroy, W. B., Martin, C. E., Gebhard, P. H. (1953): *Sexual behavior in the human female.* Saunders, Philadelphia, London.

Klein, F. (1985): *Bisexualities: Theory and Research.* Haworth Press, New York.

Krafft-Ebing, R. (1886): *Psychopathia sexualis.* Enke-Verlag, Stuttgart.

Martin, C. E. (1981): *Factors Affecting Sexual Functioning in 60–79-Year-Old-Married Males.* Arch. sex. Behav. 10, 399–420.

Masters, W. H., Johnson, V. E. (1973): *Impotenz und Anorgasmie. Zur Therapie funktioneller Sexualstörungen.* Goverts, Krüger und Stahlberg, Frankfurt.

Money, J. (1986): *Lovemaps.* Irvington, New York.

Money, J. (1987): *Propaedeutics of diecious G-I/R: Theoretical Foundations for understanding dimorphic Gender-Indentity/Role.* In: J. M. Reinisch, L. A. Rosenblum, St. A. Sanders (Hrsg.): *Masculinity/Femininity,* Oxford University Press.

Money, J. (1990): *Agenda and Credenda of the Kinsey Scale.* In: D. P. McWhirter, St. A. Sanders, J. M. Reinisch (Hrsg.), *Homosexuality/Heterosexuality,* Oxford University Press.

Neubauer, G. (1990): *Jugendphase und Sexualität.* Enke-Verlag, Stuttgart.

Reich, W. (1966): *Die sexuelle Revolution.* Europ. Verlagsanstalt, Frankfurt/Main. (Nachdruck von: *Die Sexualität im Kulturkampf.* Sexpol-Verlag, Kopenhagen, 1936.)

Schmidt, G. (1988): *Das große Der Die Das. Über das Sexuelle.* Rowohlt, Reinbek.

Schmidt, G. (1993 a): *Tendenzen und Entwicklungen.* In: G. Arentewicz, G. Schmidt (Hrsg.): *Sexuell gestörte Beziehungen.* (3. Aufl., Enke Verlag, Stuttgart.
Schmidt, G. (Hrsg.) (1993 b): *Jugendsexualität.* Enke-Verlag, Stuttgart.
Schnabl, S. (1973): *Intimverhalten, Sexualstörungen, Persönlichkeit.* VEB Deutscher Verlag der Wissenschaften, Berlin.
Schneider, H. D. (1980): *Sexualverhalten in der zweiten Lebenshälfte.* Kohlhammer, Stuttgart.
Schorsch, E. (1985): *Sexuelle Perversionen.* MMG 10, 253–260.
Schover, L. R., Jensen, S. B. (1988): *Sexuality and chronic illness.* The Guilford Press, New York, London.

2. Weiterführende Literatur

Arentewicz, G., Schmidt, G. (Hrsg.) 1993: *Sexuell gestörte Beziehungen.* (3. Aufl.), Enke-Verlag, Stuttgart.
Bancroft, J., Myerscough, Ph. (1985): *Grundlagen und Probleme menschlicher Sexualität.* Enke-Verlag, Stuttgart.
Bräutigam, W., Clement, U. (1989): *Sexualmedizin im Grundriß.* (3. Aufl.), Thieme-Verlag, Stuttgart.
Buddeberg, C. (1987): *Sexualberatung.* (2. Aufl.), Enke-Verlag, Stuttgart.
Giese, H. (1962): *Psychopathologie der Sexualität.* Enke-Verlag, Stuttgart.
Hertoft, P. (1989): *Klinische Sexologie.* Deutscher Ärzte-Verlag, Köln.
Kockott, G. (1988 a): *Männliche Sexualität.* Hippokrates Verlag, Stuttgart.
Kockott, G. (1988 b): *Weibliche Sexualität.* Hippokrates Verlag, Stuttgart.
Kockott, G. (1988 c): *Sexuelle Variationen.* Hippokrates-Verlag, Stuttgart.
Kockott, G. (im Druck): *Sexuelle Störungen.* In: J. Margraf (Hrsg.): *Lehrbuch der Verhaltenstherapie. Springer-Verlag, Berlin, Heidelberg, New York.*
Masters, W. H., Johnson, V. E. (1970): *Die sexuelle Reaktion.* Rowohlt, Reinbek.
Schorsch, E., Galedary, G., Haag, A., Hauch, M., Lohse, H. (1985): *Perversion als Straftat.* Springer-Verlag, Berlin, Heidelberg, New York.

Register

Buchanzeigen